U0351820

Intergenerational Couple Therapy

# 跨代伴侣治疗

［意］毛里齐奥·安多尔菲 ｜ 著
［意］安娜·马谢拉尼 ｜

陈　珏　徐文艳　吴梦婷　王佳妮　张　磊　张博皓 ｜ 译

上海科学技术出版社

**图书在版编目（CIP）数据**

跨代伴侣治疗 /（意）毛里齐奥·安多尔菲
（Maurizio Andolfi），（意）安娜·马谢拉尼
（Anna Mascellani）著；陈珏等译. -- 上海：上海科
学技术出版社，2025. 1（2025.2重印）.
-- ISBN 978-7-5478-6812-6

Ⅰ. R749.055
中国国家版本馆CIP数据核字第2024XC6740号

Translated from *Intergenerational Couple Therapy*

Author: Maurizio Andolfi and Anna Mascellani

© 2021 Maurizio Andolfi & Anna Mascellani

上海市版权局著作权合同登记号 图字：09-2023-1156号

**跨代伴侣治疗**

著：［意］毛里齐奥·安多尔菲 ［意］安娜·马谢拉尼
译：陈 珏 徐文艳 吴梦婷 王佳妮 张 磊 张博皓

上海世纪出版（集团）有限公司
上海科学技术出版社 出版、发行
（上海市闵行区号景路159弄A座9F-10F）
邮政编码201101 www.sstp.cn
徐州绪权印刷有限公司印刷
开本890×1240 1/32 印张8.5
字数190千字
2025年1月第1版 2025年2月第2次印刷
ISBN 978-7-5478-6812-6/R·3093
定价：88.00元

本书如有缺页、错装或坏损等严重质量问题，请向印刷厂联系调换

# 推　荐　语

　　《跨代伴侣治疗》是一部深入探讨现代伴侣关系复杂性的著作。本书详细阐释了有关伴侣治疗的理论，并将之与临床案例相结合，揭示了代际关系对伴侣关系的深远影响。面对现代社会中婚姻和伴侣关系的挑战，本书提供了全新的视角，即在代际框架下观察家庭关系，帮助伴侣更好地理解彼此的背景和需求，从而建立更深层次的情感连接。无论是对于专业的心理治疗师，还是对于寻求提升关系的伴侣，本书都将是不可或缺的指南。

**方晓义**
北京师范大学心理学部教授
中国心理学会婚姻家庭心理与咨询专业委员会主任委员
"家姻心理"首席科学家

　　如何给成长中碰到困扰的夫妻或伴侣提供一个心理空间和场域，拉好一个场子，让带着各自代际问题的双方在其中活现并获得自我成长的勇气和资源，达到"双修"的共同成长目标？本书作者对多种理论的整合能力和丰富的实践经验让人叹为观止。伴随着引人入胜的阅读体验，读者还必然会有将阅读所获用于自己的临床实践的跃跃欲试的冲动。

**张海音**

上海市精神卫生中心临床心理科顾问

中国心理卫生协会精神分析专业委员会第三届主任委员

伴侣关系不仅仅是伴侣之间的关系，它存在于其他关系（尤其是原生家庭关系）的背景之中，深受两个原生家庭的影响。本书深入探讨了伴侣治疗的多维度视角，揭示了原生家庭、子女、朋友等对伴侣间互动的重要影响力。在伴侣关系的幽深迷宫中，毛里齐奥·安多尔菲与安娜·马谢拉尼携手，引领我们踏上了一段跨越代际的心灵之旅。他们笔下的《跨代伴侣治疗》，不仅是对古老治疗界限的一次温柔颠覆，更是对现代情感困境的一次深刻洞察与细腻抚慰。无论是对专业心理治疗师还是想要了解伴侣关系的普通读者，这都是一本不可多得的、能够启发深思的佳作。

**唐登华**

北京大学第六医院主任医师

中国社会心理学会婚姻与家庭心理学专业委员会主任委员

# 内 容 提 要

　　伴侣治疗对于改善伴侣间不正常的交流模式非常有效。然而，许多伴侣治疗都忽视了扩大治疗框架的可能性，将伴侣各自的原生家庭、其他重要家庭成员等伴侣关系中的第三方排除在治疗之外。

　　本书由国际家庭治疗领域的大师毛里齐奥·安多尔菲和安娜·马谢拉尼所著，聚焦于如何在家庭框架内实施伴侣治疗，是心理治疗大师安多尔菲关于家庭治疗的系列图书之一。本书首先阐述了跨代伴侣治疗的基本主张和治疗目标；其次从系统发展的角度出发，对伴侣关系的发展、演变和功能，以及与第三方的关系进行了介绍；最后描写了如何利用家庭资源，包括原生家庭、子女、朋友等，解开代际间的缠结，重建伴侣间互相信任、尊重的联结，并就结束治疗、随访、离婚伴侣的治疗等问题进行了探讨。书中丰富的案例、发人深省的语句，不仅帮助读者更准确地理解跨代伴侣治疗的理论和技巧，更就如何在家庭框架内理解伴侣问题，以及以青少年问题为表征的伴侣问题，提供了全新的视角和深刻的见解。

　　本书读者对象为心理咨询师、心理治疗师、精神科医生等专业人士，以及心理学爱好者。另外，本书也能为深受伴侣问题困扰、关心伴侣和自身心理健康状况的人群提供参考。

　　本书的出版得到国家精神疾病医学中心（上海市精神卫生中心）的大力支持。感谢国家精神疾病医学中心（上海市精神卫生中心）心理治疗学院陈珏主任积极组织翻译工作，协调各方资源，为本书的出版做出了重要贡献。感谢所有专家和译者在临床和教学工作之余，以极大的热忱投入本书的翻译和审校工作。

# 译　者

陈　珏　徐文艳　吴梦婷　王佳妮　张　磊　张博皓

# 作 者 简 介

毛里齐奥·安多尔菲（Maurizio Andolfi）是一位享誉国际的大师级家庭治疗师和社会精神病学家。

安多尔菲1942年出生于罗马，1968年毕业于罗马大学，专攻医学和儿童精神病学，获医学博士学位。20世纪70年代初，他移居美国纽约，在阿克曼家庭治疗研究所和费城儿童指导诊所与萨尔瓦多·米纽庆（Salvador Minuchin）、杰伊·海利（Jay Haley）、詹姆斯·弗拉莫（James Framo）、默里·鲍文（Murray Bowen）和卡尔·惠特克（Carl Whitake）等多位重要的家庭治疗先驱建立了密切的专业联系，并在南布朗克斯和南费城为不同族裔的弱势家庭提供治疗。返回意大利后，他投身于家庭治疗的实践、教学和督导中，任罗马大学临床心理学教授、欧洲家庭治疗协会联合创始人、意大利家庭治疗协会前主席、意大利罗马家庭心理治疗学院院长、意大利家庭治疗领域杂志《家庭治疗》（*Terapia Familiare*）主编等职，为西尔瓦诺·安多尔菲（Silvano Andolfi）基金会创始人。安多尔菲现移居澳大利亚西部，并创立珀斯（Perth）家庭治疗促进协会，在澳大利亚，以及亚洲和欧洲各地开展讲座和培训。

作为一位环球旅行的跨文化家庭治疗师，他的工作在全球范围内产生了深远的影响。自2014年起，安多尔菲前往亚太地区，推动亚洲家庭治疗的学科发展和人才培养，出席了2017年于吉隆坡举办的国际家庭治疗协会（International Family Therapy Association, IFTA）会议，以及2018年于中国台湾和2023年于中国香港举办的亚洲家庭治疗学院（Asian Academy of Family Therapy, AAFT）大会。2021年，安多尔菲家庭治疗中心在马来西亚吉隆坡成立，该中心积极传播安多尔菲的理念并大力开展多代家庭治疗。在安多尔菲的带领下，家庭治疗国际大会于2023年7月在意大利阿西西召开，会上发布了业界重要的家庭治疗宣言——《阿西西宣言》。

在50余年的临床和教学生涯中，安多尔菲因在儿童精神病学、家庭心理治疗和社会精神病学领域的杰出贡献，先后被授予1999年美国婚姻家庭治疗协会（American Association for Marriage and Family Therapy, AAMFT）伴侣和家庭治疗特别贡献奖、2016年美国家庭治疗学院（The American Family Therapy Academy, AFTA）终身成就奖、2023年AFTA荣誉会员称号及2023年世界社会精神病学协会（World Association of Social Psychiatry, WASP）荣誉院士称号。

安多尔菲有多部著作，包括《家庭治疗：一种互动方法》（*Family Therapy: An Interactional Approach*；1979年）、《家庭治疗的维度》（*Dimensions of Family Therapy*；1980年）、《家庭面具背后：僵化家庭系统的治疗性改变》（*Behind the Family Mask: Therapeutic Change in Rapid Family Systems*；1983年）、《阿特拉斯的神话：家庭和治疗故事》（*The Myth of Atlas: Families & The Therapeutic Story*；1989年）、《请帮助我与这个家庭》（*Please Help Me with This Family*；1994年）、《青少年之声：理解青春期心理问题的家庭视角》（*Teen Voices*；2013年）、《多代家庭治疗》（*Multi-generational Family Therapy*；2016年）、《跨代伴侣治疗》（*Intergenerational Couple Therapy*；2021年）

和《心理治疗中的真意：心理治疗师的心灵之旅》（*The Gift of Truth: The Inner Journey of the Therapist*；2022年）等。这些著作展示了安多尔菲的治疗理念，为后来的心理治疗师提供了宝贵的资源和持续的指导。

安多尔菲的治疗思想具有系统–关系的特点，他认为家庭是儿童和青少年最好的"药"。他建立了多代家庭治疗模型——一种以创造力和人性为中心的干预体验模式，旨在与处于危机中的家庭建立联盟并进行工作。安多尔菲将儿童的问题置于家庭发展的背景下，将儿童视为解开家庭问题的关键，而不是症状的携带者，他甚至邀请儿童作为协同治疗师来一起帮助家庭。在治疗实践中，他重视心理治疗师的创新性、跨文化意识及对自我的使用，通过家谱图、家庭雕塑等治疗工具探索家庭过去三代的发展历史和家庭功能，发现过去的创伤与当前的问题之间的联系。

毛里齐奥·安多尔菲的工作不仅在学术上具有开创性，更在实际治疗中展现了巨大的影响力。他对家庭治疗的贡献，特别是在多代关系和系统关系方面的研究，使他在全球心理治疗领域中占据了重要的地位。

**陈珏**
国家精神疾病医学中心（上海市精神卫生中心）
临床心理科主任、心身障碍临床诊疗中心负责人
中国社会心理学会婚姻与家庭心理学专业委员会副主任委员
中国心理卫生协会婚姻家庭心理健康促进专业委员会副主任委员

**陈依苓**
国家精神疾病医学中心（上海市精神卫生中心）心理治疗师

## 参考资料

[ 1 ] Amorin-Woods D, Andolfi M, Aponte H J. Systemic practice in the time of COVID: conversations among culturally diverse therapists[J]. Aust N Z J Fam Ther, 2021, 42(1): 7–20.

[ 2 ] Andolfi M. The gift of truth: the inner journey of the therapist[M]. Italy: Accademia Press, 2022.

[ 3 ] Barletta J. An uncommon family therapist: a conversation with Maurizio Andolfi[J]. Contemporary Family Therapy, 2001, 23: 241–258.

[ 4 ] Cron E A. An interview with Dr. Maurizio Andolfi[J]. The Family Journal, 2000, 8(4): 419–425.

[ 5 ] Nicola V D. A relational dialogue with Maurizio Andolfi: master family therapist and social psychiatrist[J]. World Social Psychiatry, 2024, 6(1): 6–13.

# 中文版序

## 爱是两个人的事，但也不仅如此

伴侣或伴侣间关系出现问题，不仅仅是一个或两个当事人的问题，而是牵涉到上下几代人。本书就是讨论如何用跨代理论和方法处理夫妻或其他形式伴侣关系问题的大作。

国际知名的伴侣/家庭治疗师毛里齐奥·安多尔菲是近些年移居到澳大利亚的意大利人。他与仍在意大利工作的同事安娜·马谢拉尼在这本著作里所写的内容，验证了我这个中国人一直以来的想法：世界各种文化之间人性相通，求偶、缔结亲密关系、婚配成家的基本动力和机制也大同，只是在具体的形式、仪式、物质条件等方面有小异。不过，所谓"小异"，现在变得越来越大了——不是在东西方之间变大了，而是在各自的文化中出现了亲密关系的多样化。这个变化趋势其实在东西方之间是有很大相似性的，那就是传统的性爱及婚姻家庭制度不再是天经地义、神圣不可侵犯的，而是呈现出不稳定、多样化的趋势；人与人之间的关系变得疏离，亲密关系的建立和维持受到各种因素的挑战，尤其是受到个人主义的侵蚀，越来越脱离大家庭的影响；出现问题时，伴侣不仅很少考虑对上辈人的影响，而且也常常不以子女的利益为首要考量。

按照我们这一代人及以前的中国人所遵从的制度和理念，只有走向正式婚姻、建立家庭、生儿育女的男女两性关系才是合乎伦理道德和法律的两性亲密关系。西方人亦然，以前不提"伴侣治疗"，只有"婚姻治疗"。三十多年前，我们从德国人那里学来了家庭治疗，想当然地认为家庭治疗就包括了婚姻治疗。可是近些年来，有些婚姻治疗师不愿做包括两代、三代人的家庭治疗，认为处理伴侣个人或两人的问题就足够了；同时，越来越多的人认为，与性爱相关的亲密关系不再仅限于合法婚姻了，于是就把婚姻治疗改名为伴侣治疗。这个变化的冲击力极强，影响深远，引起很多人的担忧或反感。但心理健康工作者却不得不接受现实，在日常工作中处理极具挑战性的新问题。目前，这些新问题中较突出的是离婚率高、年轻人"恐婚"，以及"恐育""性少数"和非婚同居等相关问题。

中国人有很强的家族主义传统，非常重视婚姻和家庭。但家族主义传统并没有孕育出医学及心理学意义上的助人理论和方法。在面对现代社会婚姻家庭的急剧变化趋势时，我们缺乏有效的应对策略。这可能就是源于西方的家庭治疗在中国广受欢迎的重要原因——我们已经在全球化时代与西方人一样面临婚姻家庭的问题，非常需要新的参照系来观察、分析和解决婚姻与家庭里的问题。

不过，伴侣形式多样化的趋势仍然没有改变亲密关系的基本特征（或者，用现在大家常用的词来讲，叫"底层逻辑"），反而激发大家用系统思维来观察伴侣关系的各种内外因果律及意义系统。比如，我们看到了社会、文化因素的促进及制约，原生家庭对当下关系的支持与掣肘，以及当事人个人的个性、行为对关系的增益或损害。

本书主要介绍基于家庭动力学中代际理论的、行之有效的跨代伴侣治疗。五花八门、花样翻新的各种伴侣关系，不论是看似一见钟情、萍水相逢、功利凑合、不被祝福，还是正儿八经、门当户对、情投意合，其实都受到纵向的由家族几代人传递下来的垂直作用，以及横向的来自所处时代、环境的水平作用，并且受到内在的来自个体人格特点、应对-防御方式，还有对对方、对未来的投射与期许的决定性影响。安多尔菲不赞同只在个人和两人关系层面处理伴侣问题。他深受美国、意大利几位家庭治疗先驱的影响，却没有固着于一家之见，而是博采众长，发展了自己的临床风格和方法。

20世纪90年代我在德国学习家庭治疗时，就在海德堡的一个大会上领略过中年时期安多尔菲的风采。2023年10月，我又在中国香港举办的亚洲家庭治疗学院大会上参加了他的工作坊，听他讲解一段家庭治疗的录像，还现场观摩了他让学员自愿报名上台，用"角色扮演"模拟的家庭治疗。从这两场治疗，我联想到他敬重的前辈莫妮卡·麦戈德里克（Monica McGoldrick）的书里的一幅图，这幅图说明了"家庭是一个在时间里不断移动的系统"。继而我又想到一个比喻——伴侣关系作为一个最重要的横轴，承载着核心家庭像列车一样前行。阅读了《跨代伴侣治疗》，我发现我的这个比喻很像第二作者马谢拉尼在前言里所说的"伴侣子系统是整个家庭结构的主轴"，这个轴向上连着原生家庭、家族，向下连着儿女。

正好，最近我在临床上遇到的几个棘手案例让我感到这本书有很大的现实意义：一例是年轻夫妻在进阶为父母后关系恶化，女方父母操控小家庭，致使丈夫赌气搬出去住，妻子继而精神崩溃，三代人乱作一团；另外两例，分别是一位西北的农村老妇和一位上海的初中男生，两人出现心理、行为及躯体症状，皆与处于三代人这块"三明治"夹心层的核心家庭伴侣关系问题相关。可以说，我带着很现实的临床需求，对这本书产生了巨大的兴趣。我相信，无论您是不是临床工作者，都很有可能在阅读中产生感想和共鸣。

**赵旭东**

同济大学教授

多点执业精神科主任医师，家庭治疗师

中国心理卫生协会副理事长

世界心理治疗学会副主席

2024 年 7 月 23 日于上海

# 白发少年心

## 我眼中的毛里奇奥·安多尔菲

"在马来西亚吉隆坡市中心的饭店大厅里，我遇到了走出屏幕的大师Maurizio Andolfi。他穿着绣花白衬衫，脚踩布鞋，轻快地四处找人聊天。我几乎停止呼吸地在一旁盯着他，享受他在场的空气凝结感……"这是2015年我在脸书（Facebook）上的一篇文字，纪念第一次遇到毛里齐奥·安多尔菲（Maurizio Andolfi）时难以忘怀的震撼感。

在挤满人潮、争睹大师风采的大厅里，安多尔菲略为沙哑的意大利腔英语，配上极简风格的讲义（通常整个画面只有一幅漫画配上一行字，但其中的信息非常抢眼），很有视觉冲击感。

他放了一段他在南美洲国家哥伦比亚进行家庭会谈的录像。片中的单亲妈妈从头到尾哭个不停，十几岁的哥哥和妹妹誓不两立、死不交谈，父亲据说自哥哥出生就跑了。影片中，安多尔菲的座位靠哥哥很近，他直捣黄龙地问哥哥："你认为爸爸希望你出生吗？""你认为你的出生让爸爸妈妈分开，还是在一起？"一开始，哥哥当然说不知道父母怎么想；然而，当安多尔菲再问一次，哥哥竟然回答他认为爸爸不希望他出生，他害他的父母离婚……

我在心里默默倒抽一口冷气！

不是不可以问，作为一个家庭治疗师，我知道这正是哥哥心里想的事情；然而在一个陌生国家，第一次会谈，越过翻译，这么自然又直接地提问，仿佛这个问题是天底下最自然的问题，让人打从心底里佩服治疗师的气魄。更令人大跌眼镜的，当然是哥哥的直率回答，仿佛我心里的犹豫，通通都是小家子气的多虑。

接着，安多尔菲要哥哥当场打电话给父亲，约他出席会谈。哥哥二话不说打了电话，下一个镜头就是爸爸出现在门口。爸爸看起来很斯文，一点不像妈妈口中的负心汉。安多尔菲站起身和爸爸握手，爸爸坐下来加入会谈，很快表示他愿意做点事来帮这个家庭走出低潮。

妈妈的眼泪自爸爸进门后就没停过，但当安多尔菲要爸爸在一张纸上写下他愿意努力帮这个家庭的"合约"时，戴着棒球帽的哥哥从眼角流出一滴泪，被摄影机的特写逮个正着。随着哥哥的眼泪，我的眼泪也开始不听使唤。我从逐渐模糊的眼角余光，看到坐在我旁边的日本女教授忙着找纸巾。不过我决定依男人的风格，动也不动地坐着，默默让眼泪在脸上风干。

20世纪中期，当米纽庆（Minuchin）在费城儿童医院为刚刚崛起的家庭治疗奋战、争取专业定位时，年轻的安多尔菲就坐在前排，见证家庭治疗的崛起。他说当时他们深入连出租车都不敢去的地区，与最贫困的家庭工作，与家庭一起经历一般人无法想象的苦难。

2023年7月，我和同事们飞越半个地球，在意大利美丽的古城阿西西（Assisi）再次见到安多尔菲。现场一千多位与会者既有他的学生与同事，也有来自世界各地、和我一样的迷妹与迷弟，大家一起为他疯狂。当安多尔菲穿着红色西装穿梭在晚宴会场，我看到的是白发大师的外表下，一颗情感丰富的少年心。

"每个熟成的大师，就像陈酿的酒，一开瓶就满室生香。安多尔菲的风格混合着南欧意大利强烈而直接的情感，以及阅历全世界后练就的深思熟虑的极简语言，使得他的治疗仿佛一记正中下腹部的太极柔拳，无可闪躲，直抵丹田。然后，累积多年的淤结突然化开，全身气脉随之通畅，全家人哭成一团，连看影片的观众都为之震撼、动容。"

如今他的书被翻译成中文，更多人将有机会认识这位家庭治疗瑰宝，谨以此文，在此向他致敬。

**赵文滔**
台北教育大学心理与咨商学系教授
心理咨商师、伴侣／家庭治疗师
若水学堂／台北关系研修学院讲师

# 译者前言

　　本书进入最后的校译阶段时，正逢上海罕见的漫长酷夏。推开门窗，灼热的空气瞬间笼罩全身，除了钻进空调房，我们无处可逃。就像我们在工作中遇到的那些困难的伴侣关系，无论外显的方式是激烈对抗，还是沉默无语，都会让所有的局中人感受到强烈的张力和难以冲脱的无力，唯有躲进彼此隔绝的心理茧房。幸运的是，沉浸于这样一本由行业领军人物所写的经典之作，以这种特别的方式与他们的思考与临床实践进行对话，让我们得以在这个盛夏借得清凉心境。

　　作者从介绍伴侣治疗的发展沿革开始，开宗明义地提出伴侣关系问题看似是同代的二元关系问题，但其本质与以伴侣两人为中间代的多代关系密不可分。比如夫妻间的不满常常反映了双方生命早期在其原生家庭，特别是在亲子互动中的未被满足的情感失落，而多数以孩子问题为主诉的案例也往往有父母的伴侣关系困难隐于背后，后者也常被称为"隐蔽性伴侣治疗"。

　　这些主张对于系统取向的家庭治疗师来说并不新鲜。但在本书所介绍的跨代伴侣治疗的工作模式中，多代系统中的所有成员都可能通过象征性或具象化的方式被邀请进入治疗过程，成为对危机中的伴侣而言，重建和加强两人之间对于"我们"的认同感和联结的资源。这让我们印象深刻并深受启发。在这种实践中，"原生家庭"的存在不是静态、凝固的"罪魁祸首"，而是基于特定治疗设置的、动态变化的、具有现实意义的关系化任务。比如在治疗师提供的基本框架下，伴侣要陪伴对方向其原生家庭的家人发出邀请，见证他/她与家人在治疗室中直面可能压抑已久的失落、痛苦或愤怒，这些都可能激发伴侣对于对方的感同身受和理解，并暂时放下伴侣关系中的指责，而帮助自己的丈夫/妻子处理其与家人之间的心结。从这个意义上说，即便他们与原生家人间的关系缠结仍未解开，但原生家庭作为资源在伴侣治疗中的运用仍然是成功的。

按照理论概念阐述加案例说明的相似结构，作者在各章依次介绍了如何邀请跨代系统中的各方主体加入伴侣治疗。其中最为特别的是对孩子的邀请。长期以来，无论是作为父母的伴侣还是治疗师本身，都容易出于"保护孩子"的心态而将他们排斥在治疗之外。但是，安多尔菲团队基于数十年的临床实践和研究结果，极力主张和认同"孩子出席治疗是加强父母联盟的一个特殊机会"，我们过去的工作大大忽略了孩子的声音和价值。把孩子从不良伴侣关系的"受害者"转换为"治疗者"或疗愈资源，无疑是我们处理困顿的伴侣关系时，可以也应该去尝试的新出路。

在中国大西北的荒漠中，有种特别的植物叫沙拐枣。当缺乏雨水时，它主动脱叶进入"假死"状态，被沙尘盖住时，它的枝叶就长出浅埋地表的根；一旦有降水，或者风吹开了遮蔽的沙层，它就能快速复苏、快速生长。在当今全球伴侣关系日趋脆弱和不稳定的背景下，如何帮危机中的伴侣从庞杂的跨代关系网络中寻找促成根叶生长的水分和时机，作为专业人员的我们，或许可以从本书中获得启发，又或者可以将之变为自我滋养的养分，帮我们熬过难以避免的职业生涯和现实生活中的"酷暑"。

感谢安多尔菲在伴侣关系面临诸多挑战的当下，给我们带来这本全新视角的著作。感谢翻译团队成员吴梦婷、王佳妮、张磊、张博皓出色的翻译工作。感谢上海科学技术出版社对伴侣治疗的关注，并支持引进、出版本书。

相信本书一定对我国伴侣治疗的临床实践和发展大有裨益。限于译者水平，加之时间仓促，错漏之处难免，恳请读者批评、指正。在阅读过程中，若有任何疑问或建议，欢迎联系我们。

**徐文艳**

复旦大学社会工作 / 应用心理学专业硕士研究生导师

中国社会心理学会婚姻与家庭心理学专业委员会委员

中国心理卫生协会婚姻家庭心理健康促进专业委员会委员

**陈珏**

国家精神疾病医学中心（上海市精神卫生中心）

临床心理科主任、心身障碍临床诊疗中心负责人

中国社会心理学会婚姻与家庭心理学专业委员会副主任委员

中国心理卫生协会婚姻家庭心理健康促进专业委员会副主任委员

2024 年 8 月 31 日

# 英文版前言一

## "根本没有什么伴侣治疗！"

直到1970年代，伴侣治疗还未被谈及，也未被实践。而且，对治疗师的培训也以个体治疗为主。此外，家庭治疗在其初期更适用于精神疾病，特别是在精神病医院关闭后，它通常作为其他治疗方式（无论是个体治疗还是药物治疗）无效时的最后补救方法。如果说人们对精神病患者抱有成见，害怕向精神科医生咨询，那么社会上也存在着对伴侣间问题的否认，而这种否认阻碍了人们寻求心理治疗。这正应了那句老话"**家丑不可外扬**"。处于关系危机中的伴侣充其量可以向家庭中的"**智者**"或教区牧师咨询，以进行某种忏悔。其结果通常相似，与当时的社会使命相符，处理方法也总是相同："**为了孩子好，你必须忍受一切，放弃自由和个人幸福。**"

直到1974年意大利离婚合法化及意大利社会风俗逐渐开放之后，处于关系危机中的伴侣才开始向受过系统教育或精神分析训练的伴侣治疗师求助。实际上，当年在意大利和西方世界其他国家，伴侣双方都去接受治疗的情况仍然很少见，通常是更有动力或更痛苦的一方更主动地参加个体治疗。尽管时间已经过去了很久，伴侣治疗的可获得性也成倍增加，但即使在今天，当伴侣遇到严重困境时，仍然倾向于接受个体治疗，也可能是双边治疗，即伴侣双方选择单独向第三方（治疗师）倾诉自己的困难，而不是共同面对问题。然而，伴侣间的危机、丑陋的离婚及其对孩子健康成长的影响，无论是生理上的还是心理上的，都在不可估量地增长，以至于一些家庭专家认为，寻求伴侣治疗的人在不断增加。

　　系统伴侣疗法（systemic couple therapy）的一个历史性错误，就是在家庭相关问题和伴侣相关问题之间制造了不可逾越的障碍。这种障碍在某些方面与家庭系统的概念相矛盾，因为家庭系统的整体并不等同于其各个部分的总和。我们可以证实一些伴侣治疗师，他们在临床实践中从未接触过家庭，而是将全部注意力集中在伴侣间的动态关系上。甚至在名片上，他们也会按照个体治疗、伴侣治疗和家庭治疗的顺序列出自己的专长，仿佛这些治疗方法是截然不同的。而这些治疗的理论参考点应该是相同的。我还清楚地记得，在1978年佛罗伦萨的国际会议上，两位先驱者（他们的专业敏感性和受教育程度各不相同）肯定地说：**"根本没有什么伴侣治疗！"** 我指的是玛拉·塞尔维尼·帕拉佐利（Mara Selvini Palazzoli）和杰伊·海利（Jay Haley）。他们强调伴侣只是家庭的一个子集，伴侣的问题应该在家庭的框架内解决。这个在当时似乎有些绝对的想法，将在接下来的四十年里指导我在伴侣临床工作中的实践，尽管在此期间伴侣治疗师和相关的培训学校大量涌现。虽然当时我还是一名年轻的治疗师，但我觉得自己需要学习如何从代际的维度来为伴侣提供治疗。在追寻专业知识的过程中，与华盛顿的默里·鲍文（Murray Bowen）和费城的詹姆斯·弗拉莫（James Framo）的会面对于我的个人成长和职业发展都至关重要。

鲍文提出了革命性的家庭理论，它至今仍是多代家庭治疗的基准。实际上，我们可以断言，他的论述为个人在家庭关系中的成长提供了非常精密的进化型描述。正是基于这一点，作为编辑，我选择《从家庭到个人》（*Dalla famiglia all'individuo*）（Bowen, 1979）作为书名，并在书中收录了鲍文最重要的文章。在以代际视角研究伴侣关系时，自我与原生家庭的分化、情感分割、不成熟性的代际传递，以及在家庭三角中回荡的情感震荡（emotional shockwaves）等概念，都是治疗过程中指导我们理解个体的**关系手册**，无论是在横向上（伴侣维度），还是在纵向上（家庭发展）。他的理论被称为"**一般系统理论**"（general system therapy）（Bowen, 1978），也被称为"**鲍文系统理论**"［Bowen system therapy；可能是为了与帕洛阿尔托（Palo Alto）心智研究所的**系统理论**（system therapy）相区别］，无疑是对家庭治疗运动的杰出贡献。作为治疗师，鲍文是个相当有头脑的人，他的态度庄重而严肃，从情感的角度来看，他相当疏离和冷漠。尽管如此，通过观察他进行的伴侣治疗，我们可以了解到，当一对伴侣更倾向于将问题升级和相互诋毁，而不是进行互动时，打断伴侣间的交流会更有用。治疗师与其竭尽全力促进交流，不如把自己作为分隔因素放在两人之间，把讨论的层次**从感受转移到思考**。设计问题来鼓励伴侣思考比只是坐着倾听更有成效，因为后者更容易导致敌意和缺乏相互尊重。一旦在两个人之间建立了心理边界，那么当面对令人情绪激动的情境时，就会更容易应对和不那么混乱。

我与詹姆斯·弗拉莫的交流始于1971年的罗马，并在美国持续多年——先是在费城，然后是圣迭戈。作为他费城家中的常客，我也得以更好地了解他个人和家庭的重大创伤，即两个儿子年幼时因先天性心脏病而去世，之后几乎不可避免地，他与结婚多年的妻子玛丽（Mary）分开。许多年后，我和弗拉莫在亚利桑那州图森市为美国婚姻家庭治疗协会（American Association of Marital and Family Therapy）举办了一次研讨会，会上他公开讨论了丧子经历，以及在治疗儿童时遇到的困难。他更愿意为成年伴侣提供治疗。我经常观摩他的治疗过程，尤其是他针对**多对伴侣**进行的极具独创性的工作。我也在意大利采用这种方法好几年了。在他的跨代伴侣治疗工作中，弗拉莫的出发点是费尔贝恩（Fairbairn）的客体关系理论。该理论认为，伴侣对于对方的选择基于重新发现自己主要客体关系中丧失的方面。我们非常赞同下面这个陈述，即人们通常不会选择自己想要的伴侣，而是选择自己最需要的伴侣。将原生家庭作为伴侣治疗的资源，是"代际力量对当前亲密关系产生重要影响"这一观点的必然结果。从这个意义上说，卡尔·惠特克（Carl Whitaker）将伴侣双方描述为"各自原生家庭的替罪羊，被原生家庭派去繁衍后代"。这一描述很著名且具有启发性。

在治疗过程中，许多伴侣都会花大量时间谈论自己的原生家庭，而且通常会按照一种久经考验的方法来进行。弗拉莫更喜欢与真实的人见面，他和每对伴侣都精心准备了与原生家庭的特别会面。在这些被弗拉莫称为**"家庭治疗中的大手术"**的会谈中，家庭描述了从过去到现在的历史脉络。他认为，成年子女应在父母去世前解决与父母间的冲突。通过宽恕自己的父母，子女可以更现实地看待自己的伴侣。弗拉莫为特别会面所做的准备工作，以及他在主持会面时所表现出的热情和尊重，都给我留下了深刻印象。然而，我认为"将伴侣分开并与各自的家人会面"这一想法似乎会使以下机会丧失：每位伴侣在家庭共同会面时可以通过对方真实而感人的经历来了解自己和伴侣关系。与弗拉莫不同，我不喜欢成为伴侣之间的桥梁，而且根据惠特克的座右铭"永远不要背着别人制订计划"，在没有另一半在场的情况下，我无法自如地揭示重要的家庭现实。

多对伴侣共同进行的治疗非常与众不同且新颖，其总体结构非常简单：每次治疗有三对伴侣参加，在弗拉莫的提问和干预的引导下，每对伴侣就他们关系中最重要的问题发言25分钟；然后，在接下来的5分钟里，另外两对伴侣将就这些问题提供自己的反馈；每对伴侣都要重复同样的程序。某种程度上，在治疗过程中，情感支持和互惠团结的社会概念被引入。这实质上成了团体治疗。在治疗过程中，每对伴侣都可以从彼此身上得到反思，并将问题转化为关系资源。我没有详细介绍这种有趣的团体干预形式，但在回到意大利后，我确实尝试了多对伴侣的临床工作。其他许多家庭治疗师也广泛采用了这种形式。

惠特克在与伴侣或孩子及其父母工作时，并没有特定的模式。他的工作本能地具有三代人的视角，旨在消除对家庭的病理化。这扩大了从上一代（老一辈）到下一代（子女）的观察范围，目的是收集有关历史进程的信息。他的干预建立在直觉和自由联想的基础上，从一代人到另一代人的时间跳跃、隐喻性问题和自我揭露使得防御机制被打破，每个人更私密的部分被暴露出来。他的疗法是一种象征-体验式疗法，在这种疗法中，求助者的内在自我与治疗师的相遇，创造了深刻的人类体验，抢先了丹尼尔·斯特恩（Daniel Stern）后来对**主体间性**（inter subjectivity）的研究。

就伴侣双方而言，或许因为受限于所处的时代，惠特克对于伴侣之间的资源及大家庭的正常化资源有着不可动摇的信念。他认为，伴侣双方必须在他们的关系生活中解决冲突，而不能诉诸分居和离婚。他断言，婚姻是文化的自然疗愈过程，是脱离原生家庭进行个体化的试验场，也是首次在双方都有平等影响力的成人关系中重新协商亲密关系和自主权的过程。在当今世界，伴侣虽然在一起，但却随时准备离婚，惠特克的警示也就更有意义了。它让我们想到，保护比毁灭更可行，治疗可以作为防止家庭分裂的保护性壁垒。

毫无疑问，家庭发展理论对我与存在困难的伴侣及家庭的工作帮助很大，特别是莫妮卡·麦戈德里克（Monica McGoldrick）关于家庭生命周期的研究，以及沃尔什（Walsh）涉及家庭和社会资源的研究中家庭复原力（family resilience）的概念。在2016年《家庭过程》（Family Process）杂志的社论中，勒博（Lebow）表示，弗罗马·沃尔什（Froma Walsh）出版了一本现已成为历史的著作《正常家庭过程》（Normal Family Processes）（Walsh, 1982），它在当时的家庭治疗运动中产生了一场真正的革命，其中心是对家庭病理学的研究。在随后的几十年里，面对多样的创伤经历，对家庭复原力进行的更人文且注重文化的方法研究不断增加。这与《精神疾病诊断与统计手册》第5版（Diagnostic and Statistical Manual of Mental Disorders 5，DSM-5）和一般精神病学中对诊断和贴标签的狂热形成了鲜明对比，在后者中，精神健康仍然主要以消除症状的方式来进行描述。

可以肯定的是，在寻找家庭和文化资源的过程中，即使陷入破坏性和异化的环境背景中，我在南布朗克斯区所接受的社会社区精神病学（social community psychiatry）培训与霍尼（Horney）的精神分析理论结合得非常好，对我的帮助很大。通过第一视角，我可以观察到社会环境、家庭文化归属的基本层面，包括背井离乡和情感隔离。通过第二视角，我能够充分吸收霍尼、弗洛姆（Fromm）、沙利文（Sullivan）和汤普森（Thompson）的**积极心理学**（positive psychology）思想。他们对人类的积极看法有别于弗洛伊德（Freudian），他们认为人类本身就有在生活中寻找满足（而不是破坏）的基本动力。

将霍尼疗法引入意大利的莫罗内（Morrone）认为，在面对来访者的真切痛苦时，治疗师的可获得性和人性，以及治疗师的内在安全感和情感共鸣，是治疗过程中的基本要素。2000年，米纽庆（Minuchin）在罗马举行的著名会议"**家庭治疗的先驱**"上发表演讲，介绍了**家庭治疗的美式愿景**，并区分了两种治疗风格：一种是热情、积极参与型，另一种是冷漠、疏离型。在第一种治疗风格中，他认为上文提到的新弗洛伊德派精神分析学家是家庭治疗运动的先驱。

我将在精神分析培训中学到的寻找积极因素的方法运用到了与危机伴侣的工作中，因为在危机中，痛苦与希望并存。如果能恢复彼此的主体性，克服纠缠和功能失调的互补关系，两位伴侣间的关系共舞（relationship dance）及其动作的和谐性就能实现。相融的两半转变成了共同接受治疗的两个独立个体。继续发展下去，对另一半的选择就可以被重新制订，这样，选择所需的伴侣就变成了选择完整的个体并与之分享生命的体验。如果每个伴侣都能重新发现**真实自我**（real self），并对自己的发展史赋予意义，那么转变就是可能的。根据霍尼的观点，需要战胜的敌人有两个极端：一端是**理想化自我**（idealised self），它将人们推向对自身存在的无限制的宏大感知，要求周围的人不断给予认可；另一端是**被蔑视的自我**（despised self），表现为自卑感和完全贬低自我。

我们经常出版有关伴侣的著作。第一本书《危机中的伴侣》（*La coppia in crisi*）（Andolfi, Angelo, Saccu, 1988），是在之前一年，家庭治疗研究所（Istituto di Terapia Familiare）在罗马举办伴侣治疗国际会议之后出版的。这是一本具有历史意义的书，至今仍有重要的现实意义，是为了纪念在会议上发表演讲的弗吉尼亚·萨提亚（Virginia Satir）（Satir, 1988），她为揭示伴侣动力学做出了巨大贡献。

家庭心理治疗学院（Accademia di Psicoterapia della Famiglia）成立于 30 年前，提供了关于家庭和伴侣的丰富临床经验和对理论的思考。《家庭所述的治疗》（*La terapia narrata dalle famiglie*）（Andolfi, Angelo, D'Atena, 2001）汇集了对已完成治疗或突然停止治疗的伴侣进行的质性研究。此后，由学院编辑的《从三代人的角度看伴侣治疗》（*La terapia di coppia in una prospettiva trigenerazionale*）出版（Andolfi, Falcucci, Mascellani, et al., 2006），重点介绍了我在伴侣问题强化研讨会上提出的观点，它是这本书的基础。

多年来，一组专业治疗师联合开展伴侣治疗。他们每周在学院临床中心举行一次会议，不断完善多代治疗方法和治疗模式。安娜·马谢拉尼（Anna Mascellani）不仅是小组的一员，还为小组带来了丰富的创造力和卓越的临床能力。几年前，我与安娜共同出版了一本颇具洞察力的书《青少年之声：理解青春期心理问题的家庭视角》（Andolfi, Mascellani, 2013）。现在，我们希望共同为治疗师提供一本关于多代伴侣治疗的原创性、指导性图书，它基于罗马家庭心理治疗学院培训学校的数千个治疗案例所得出的经验和成果。

在这种三代干预模型（tri-generational intervention model）中，我

们将原生家庭占据的顶层和子女占据的底层都包括在内，而后者往往被忽视，或者至少没有积极地参与治疗。根据现行的教育准则和心理治疗实践，儿童和青少年被认为是家庭中的薄弱环节，需要受到保护、远离冲突，而不是作为家庭事务的特殊见证人被倾听和珍视。当出现涉及未成年人的伴侣危机和分离，以及在丑陋的、争夺索赔的离婚之后产生破坏性有时甚至是毁灭性的后果时，所有这一切都显得更真实又矛盾。我们注意到，在伴侣治疗中，孩子具有高度的修复和安抚价值，本书将对此进行详细讨论。

　　在本书中，我们还将讨论另一种从表面上看似乎与伴侣治疗无关的现象。在临床实践中，我们遇到过很多因为孩子的问题而要求紧急干预的家庭。这些问题多种多样，从心身问题、人际关系问题，到情绪和行为问题。在绝大多数情况下，我们都能亲眼见证这些问题是如何因伴侣间的（即便不是彻头彻尾的）敌意、冲突或与原生家庭的持续紧张关系而维持和激化的。为了避免使父母感到愧疚，或者在孩子不在场的情况下与伴侣合作，我们创立了一种新的治疗模式，称为**隐蔽式伴侣治疗**（camouflaged couple therapy）。无论孩子的问题是什么，我们都积极欢迎他们的到来，因为他们代表着一个特殊的机会，一座可以与他们的家庭进行接触的特殊关系桥梁。通过对儿童的指导和对具体情况的了解，我们可以找到伴侣间最困难、最紧迫的问题，否则他们永远不会明确、直接地求助。这可能是出于害怕分离，也可能是因为与原生家庭间存在创伤和未愈合的伤痛（traumas and open wounds）。

　　在这段我们称之为从代际底层到顶层的逆向旅程中，我所接受的儿童精神病学培训帮了大忙，因为在治疗中我要经常与儿童接触。儿童为我打开了通往家庭的大门，在他们的引导下，我得以指导检查和治疗。五十年来，我一直努力向许多同事和机构传播同样的思想。现在，安娜·马谢拉尼和我希望带领读者踏上这段家庭剧本之旅，为伴侣寻求真实而持久的转变。

毛里齐奥·安多尔菲

# 英文版前言二

## 待在一起却感到孤独

关于伴侣的话题有很多。在家里、在朋友间、在报纸上、在助人行业的专家之间、在法庭上，人们越来越多地讨论如今要维持婚姻有多么困难。社交媒体、电视、图书和特制手册每天都在向人们传授使伴侣关系和谐的建议、补救措施和特别规则。我们应该扪心自问：**"为什么会这样？"** 当我们感到某种东西缺失时，往往会谈论它。毫无疑问，稳定的恋爱关系，无论是否通过婚姻得以正式确立，都在经历黑暗而复杂的时期，被夹在旧模式和难以满足的新需求之间。离婚数量的不断增加，以及为伴侣和父母提供的各种支持性干预或疗法告诉我们，尽管现代伴侣关系的出现还不到半个世纪，但它正遭受着巨大的痛苦。

人类从基因上就注定会坠入爱河；然而在当今社会，单身却被认为是一种特权，因为单身者可以主宰自己的时间、自由和未来。即便许多独居者仍然渴望拥有稳固的恋爱关系，但希望似乎渺茫，而恐惧却很多。建立家庭被认为是一种束缚，是失去珍贵部分的风险，而不是新的冒险，可以由此冒险来测试自己面对妥协的能力。实质上，选择投入一段稳定的关系等同于做出牺牲，但如今牺牲并不时髦。因此，如果说在过去，单身男女被认为是弱势群体和孤独者，那么现在，恋爱中的人或有家庭的人往往也感到孤独：或是因为被伴侣误解，或是被意想不到的艰难生活所压倒。

如今，个人心理需求的复杂性明显增加。当伴侣走到一起时，两种逐渐浮现的复杂性也会相遇。个体自由是社会公认的必要目标。然而，与此同时，我们却为此感到内疚，因为我们想成为细心的、积极参与的父母。我们追求自己的事业，但却因伴侣生活的枯萎而痛苦，因为我们缺少在一起的时间和亲密接触的精力。女性对自己不满意，因为尽管她们觉得自己比过去更强大，但她们却在努力拼凑内心的和谐。她们对伴侣也不满意，因为在她们看来，对方总是无法满足她们多种形式的新需求。做母亲只是女性成就的一个方面，而且往往不是首要的那个。当然，这并不意味着她们缺乏对子女的爱，但与此矛盾的个人需求已经出现，假装它不存在是没用的。这既不是限制，也不是过错，而是必须接受的现实。

男性也对自己的伴侣不满意。在他们看来，伴侣永远不会快乐，也不知道自己想要什么；或者男性可能其实是快乐的，因为他们更容易欺骗自己，告诉自己一切都很好。男人不再是过去那种"硬汉英雄"。然而，他们必须考虑到自己往往不知如何处理的新情绪，以及需要接受的内在矛盾，而不是被挤压到传统角色中，因为这将有可能使他们爆发。在这种情况下，如果伴侣双方想在分开前给自己最后一次机会，或者是为了从不可避免的分离中有所收获，他们往往会向专家寻求帮助。现在，社会普遍认为伴侣之间的纽带必须每天得到滋养，必须靠双方的爱来维系，只要有爱，一切都会好起来的。如果我们感觉不到自己被爱，最好还是分道扬镳。

　　我一直很惊讶，一旦治疗师设法干预了父母之间尚未解决的代际矛盾，儿童或青少年的症状就会突然消失，就像当初突然出现那样。作为家庭治疗师，我从一开始的临床经验中就了解到，要在治疗中解决儿童和青少年的各种问题，就必须考虑到伴侣作为父母的功能。当时，我主要接诊的病例往往是家庭问题，婚姻问题较少。即便如此，在对孩子的问题进行初步治疗后，我往往会深入探讨伴侣关系中更典型的困难，从而巩固在家庭方面所做的所有工作。这是一种反向治疗过程，从父母功能失调的明显症状入手，找到伴侣关系紧张的根本原因。我所面对的是被伪装起来的伴侣疗法，在本书中被广泛引用和描述。如果非要说明在多年的临床经验中我学到的最多的是什么，那就是伴侣治疗应被视为预防性的，而不是伴侣之间危机明显且长期存在时的一种选择，尤其是如果伴侣们已经为人父母或想要孩子。伴侣子系统是整个家庭结构的主轴，如果它薄弱，整个家庭"大厦"就会时刻处于危险之中。

　　随着时间的推移，伴侣治疗日益成为明确的要求。因此，2004年，六人［毛里齐奥·安多尔菲、洛雷娜·卡瓦列里（Lorena Cavalieri）、亚历山德拉·桑托纳（Alessandra Santona）、马西莫·法尔库奇（Massimo Falcucci）、富尔维奥·希安普利科蒂（Fulvio Sciamplicotti）和我］小组决定成立一支永久性团队，在学院的临床中心内设立伴侣心理治疗服务。这背后的理念是将多代家庭治疗模式直接应用于伴侣子系统，在单面镜的辅助下，整个团队在所有治疗过程中都将男女共同治疗作为常态。多年来，小组成员每周四都会聚在一起，与越来越多寻求帮助的伴侣共同工作，从而不断完善更具体的治疗方法：**跨代伴侣治疗**（intergenerational couple therapy）。在充满热情和好奇的氛围中，我们开始组建不同的治疗小组，交替处理不同的病例，总是能从伴侣和小组中学到新的东西。这些专业经验已在各种会议上进行了展示，并成为发表文章和在学界开展研究的资源。

几年前，毛里齐奥·安多尔菲搬到了澳大利亚，一年中的大部分时间都住在那里，并继续在那里工作，与文化背景显然与意大利截然不同的伴侣和家庭会面。例如，在澳大利亚，每个家庭平均有两到三个孩子，孩子很小就离开了家；此外，与意大利不同的是，伴侣的原生家庭几乎不怎么给予伴侣支持，或者往往住得很远，又或者不太参与和投入。就我生活和工作的意大利而言，近年来伴侣双方的治疗方法发生了变化。在过去的临床经验中，许多伴侣都是为了自己或家人的情感稳定而寻求帮助；而如今，我们更常遇到的情况是，伴侣认为分开是解决问题的最快办法。然而，他们无法在不伤害自己和孩子的情况下分居，尤其是在冲突激烈的情况下。当一对伴侣没有自主地寻求帮助以找到个人的解决方案时，通过动荡的起诉分居而导致的家庭破裂就会引发法院强制转介治疗。这往往导致各种跨学科专业人员的介入，从而干扰了治疗关系的真正性质和意图。本书的目的是说明我们的伴侣治疗模式，现在它已相当完善。这种工作模式不局限于解决伴侣关系中的问题，而是探索伴侣双方家庭历史的发展，以便从根本上更好地理解和帮助伴侣。

本书共13章。前两章首先对各种治疗方法进行了全面分析，随后描述了跨代伴侣治疗。第3章是对伴侣关系的多维度评估，包括代际关系、社会关系和伴侣动态关系。第4章探讨了伴侣关系中的三角因素，如工作、外遇、与子女的关系等，这些因素可能是消极的，也可能是积极的。第5～12章，我们按照治疗过程的进展来进行论述。

初始阶段讲述了共同动机和治疗联盟的建立；随后是中间阶段，邀请拓展的家庭成员、子女甚至朋友作为特别顾问参与治疗；在治疗的最后阶段，我们会对治疗进行评估，并在日后进行随访治疗。最后一章介绍了我们为已经分居或离婚的伴侣，特别是陷入根深蒂固的冲突中的伴侣所做的工作。我们本想在本书的最后专门用一章来介绍同性恋伴侣的治疗方法，因为这类伴侣在当今社会中变得更为普遍。但是，我们最终倾向于不这么做，因为我们的工作是基于临床经验的，而我们的同性恋伴侣案例非常有限。

从毛里齐奥在南半球的经历和我在意大利的经历开始，我们选择通过提供两种文化的横截面来向读者介绍我们的治疗模式，它们分别是明显的拉丁文化和更富于表现力的意大利天性，以及相对来说更疏离和内向的盎格鲁–撒克逊文化。我们讲述了一些治疗故事，其中有些是在意大利共同治疗时经历的，有些则是我们在上述两个国家分别工作时整理的。我们介绍了38个临床小故事，让我们遇到的众多伴侣及其家人和朋友真实地出现在面前。有趣的是，尽管从文化角度来看，这些伴侣可能有所区别，但我们发现，我们每天面临的问题在任何地方都非常相似。跨代方法在世界各地不同的文化和社会背景下都同样有效。

**安娜·马谢拉尼**

# 致　　谢

我们要特别感谢在本书写作过程中给予我们灵感的许多同事。尤其要感谢洛雷娜·卡瓦列里、亚历山德拉·桑托纳、马西莫·法尔库奇和富尔维奥·希安普利科蒂，他们和我们一起在家庭心理治疗学院创立了伴侣心理治疗服务。我们通力合作，这使我们能将在多年工作中获得的众多宝贵认识转化为这本重要的伴侣治疗图书。

我们衷心感谢西尔维亚·马佐尼（Silvia Mazzoni）欣然审阅了有关离婚伴侣治疗的章节，并感谢露西娅·波尔切达（Lucia Porcedda）在最后审阅参考资料时做出的贡献。

非常感谢罗科·洛亚科诺（Rocco Loiacono）在将本书从意大利语翻译成英语时所做的艰苦工作，以及亲爱的朋友和同事纳瑞娜·西杜（Narina Sidhu）为编辑本书所提供的帮助。

还要感谢多年来在意大利和其他国家参加我们所举办的各种伴侣治疗课程的众多热心学员，他们强烈要求我们根据治疗过程的演变，编写一本介绍伴侣治疗模式的书。

衷心感谢多年来接受我们治疗的许多伴侣。他们和他们的故事是本书的基础。他们大量的关于他们所做出的切实改变的反馈，无论是当面的还是书面的，都丰富并深刻影响了我们的评估标准和治疗方法。

最后，要特别感谢我们各自的配偶洛雷娜和卡洛，感谢在本书问世的九个月时间里，在我们疲惫不堪而又全神贯注地投入工作和突发灵感时，他们给予我们的支持。

# 目　　录

# 1. 伴侣治疗的不同取向

　　直到20世纪80年代中期，伴侣治疗才从家庭治疗中独立出来，成为一种特定的治疗方式。近年来，伴侣治疗的不同理论和研究方法的发展日新月异。因此，一些作者认为，如今它似乎已成为主流的心理疗法之一。而且在他们看来，伴侣治疗将变得更强大，对其的需求甚至有超越个体治疗和家庭治疗的势头（Gurman, Lebow & Snyder, 2015）。这似乎与当下的现实状况相吻合，伴侣关系似乎越来越脆弱和不稳定，导致家庭破裂的现象出现得越来越频繁和猝不及防。

　　近几十年来，有三种取向的伴侣治疗得到了长足发展：认知行为伴侣治疗（cognitive behavioural couple therapy, CBCT）、精神分析伴侣疗（psychoanalytic couple therapy, PCT）和基于依恋理论的情绪聚焦伴侣治疗（emotionally focused couple therapy based on attachment theories）。前两种疗法源于心理学和心理动力学传统，在很长一段时间内都关注对个体的研究，后来才被应用于伴侣。尽管在理论和方法上有很大的不同，但它们都以作为个体的伴侣和他们的二元关系为中心，在相关研究和临床治疗中均未考虑社会、文化和家族性因素对伴侣功能的影响。它们对伴侣的观察视角与对个人的观察视角相同，即在治疗情境中，只有两个发生冲突的成年人和一个或两个治疗师。在CBCT模式中，伴侣可以修正错误的信息表述，建立正面的认识。在精神分析模式中，伴侣双方可以通过**联合潜意识**（joint subconsciousness），重新建立对彼此内心世界的相互信任，通过对彼此潜意识间的相互作用及彼此间客体关系的认识转变，获得更多的理解。

这些治疗方法似乎完全忽视或否定了扩展治疗范围，邀请其他重要的家庭成员（诸如伴侣的孩子或者双方的原生家庭成员）参与治疗的可能性。更令人惊讶的是，情绪聚焦伴侣治疗，如苏·约翰逊（Sue Johnson）（2004，2015）或戈特曼（Gottman）等人（Gottman & Silver, 1999; Gottman & Gottman, 2015）提出的疗法，只针对伴侣双方、关注他们作为伴侣的功能，与家庭治疗的代际理论框架几乎没有共同之处，尽管这些作者似乎在某种程度上受到了家庭治疗的启发。从一开始，家庭治疗和伴侣治疗之间就存在着难以逾越的障碍。

# 认知行为伴侣治疗

认知行为伴侣治疗（CBCT）倾向于关注伴侣内在的认知过程和行为互动，帮助每一方更好地观察自己的自动思维、假设和认知模式，这些都是随着时间的推移在伴侣关系中生根、发芽的（Baucom,

Epstein & Kirby, 2015）。其基本前提是，伴侣双方对关系性事件（无论是行为还是情感事件）的不良反应，都受到错误的信息阐述及对这些事件的扭曲或武断的认知评价的影响（例如，"你和朋友出去喝酒是因为你对他们比对我更感兴趣！"），或者源于对伴侣关系的非理性和极端要求（例如，"如果我们有真正幸福的婚姻，就不会有分歧或争吵！"）（Baucom & Epstein, 1990）。

CBCT的代表人物弗兰克·达蒂利奥（Frank Dattilio）深受贝克（Beck）思想的影响。早在1967年，贝克就肯定了个人会通过认知、情感和行为反应的组合对刺激做出反应，并且这些刺激会与其他刺激相互作用。达蒂利奥在其《伴侣和家庭认知行为治疗》（*Cognitive Behavioural Therapy with Couples and Families*）一书中整合了神经生物学、系统论和依恋理论的核心概念，并说明了基于个人自我图式（信念）的图式疗法如何在呈现伴侣个人的情感图式后被应用于对伴侣关系的探讨（Dattilio, 2010）。和约翰逊提出的**情绪聚焦疗法**（emotionally focused therapy, EFT）相似，雅各布森（Jacobsen）和克里斯滕森（Christensen）（McKenzie, Nowlan, Doss et al., 2016）提出了**整合性认知行为疗法**（integrative cognitive behavioral therapy），通过准确定位情绪来促进伴侣行为的改变，从而修复不安全的依恋关系。CBCT是一种短期治疗方法，一旦伴侣双方显示出的不良互动已被取代，并能够发展新的互动模式和积极认知，治疗就会逐渐结束。作为治疗过程的一部分，治疗师会布置家庭作业，让伴侣在治疗间隙练习表达和倾听能力。

# 精神分析伴侣治疗

精神分析伴侣治疗（PCT）在基本假设、治疗方法和频次设置方面（与以上取向）有很大不同。通常情况下，治疗每周进行1次，可能由若干位治疗师持续进行数年，最好是不更换治疗师。这与认知行为模式和系统疗法形成鲜明对比，后两种疗法使用处方、家庭作业或经验重构等策略。PCT起源于20世纪70年代的伦敦塔维斯托克婚姻研究所（Tavistock Marital Study Institute），其概念基础与个体精神分析有关，经过调整后应用于伴侣间的动力分析。事实上，根据费尔贝恩（Fairbairn, 1954）的观点，个体是由对其生活中重要关系的基本需求组成的。它再次强调了潜意识的组织、负性生活经历和客体关系对伴侣功能的重要影响。根据迪克斯（Dicks, 1967）的观点，婚姻是一种自然状态下的，伴侣双方对个体内在世界建立相互信任的治疗关系。实际上，这是一种持续和相互的投射性认同状态，伴侣关系的长期质量取决于彼此内在的客体关系间的联合潜意识水平。美国的夏尔夫（Sharff）等（Sharff & Sharff, 2003）对此做了进一步阐述，他们发现潜意识的组织和投射性认同的核心是伴侣关系的解释性结构。

精神分析伴侣治疗使用的工具与个体精神分析相同，对梦境和幻想进行工作，利用解释来帮助伴侣双方了解自身的关系性动力。在双方都在场的情况下，对移情和反移情的讨论仍然是非常重要的内容。事实上，伴侣双方在进入治疗时就已经将自己的移情反应带到了治疗中；或者说，伴侣关系本身就是一种移情关系（Sharff & Sharff, 1987；Ruszczynsky & Fisher, 1995）。另一个需要考虑的层面是治疗师对伴侣的反移情。

伴侣关系是人类情感生活的重要中枢，通过观察成人依恋关系，我们可以更好地理解亲密关系。在这一点上，桑托纳和扎瓦蒂尼（Santona & Zavattini, 2007）确认，对**浪漫依恋**的研究显著表明，伴侣关系可被视为一种关系建构过程，从中能窥见许多关于依恋内部工作模式的连续性/不连续性问题及依恋风格问题。巴塞洛梅和霍罗威茨（Bartholomey & Horowitz, 1991）描述了与健康的伴侣关系相关的各种依恋模式，以及与高暴力和有虐待风险的伴侣关系相关的依恋模式。

在下文即将提到的情绪聚焦伴侣治疗中，我们可以看到，依恋理论似乎能够成为三种不同取向之间的桥梁。依恋理论的二元特性既适用于早期的母子关系，也适用于伴侣间的情感联结，这就使它能够连接各种截然不同的理念和实践。在接下来的章节中，我们将了解，当从二元视角转向三元视角，在多代框架下观察家庭关系（包括伴侣关系）时，采用依恋理论的基本概念会如何变得更加困难。

## 情绪聚焦伴侣治疗

现在，让我们简要介绍由著名的伴侣治疗师苏·约翰逊于20世纪90年代创建的**情绪聚焦疗法**（EFT）。EFT整合了格式塔理论、系统理论和依恋理论，其有效性已得到验证（Johnson, 2004）。约翰逊在伴侣治疗方面的探索和研究广受赞誉，与众所周知的认知疗法和精神分析疗法大为不同的是，它们重视临床工作中对情绪的处理，这在治疗工作和系统理论中已经被长期忽略。尽管如弗吉尼亚·萨提亚（Virginia Satir）这样的杰出人物早在1967年就谈到了情绪的力量，但约翰逊断言，在家庭和伴侣工作领域，主流氛围是对情感的完全不信任，系统理论家们也没有将情绪纳入观察视角，哪怕认识情绪和利用情感来推动变化并没有什么"不系统"的（Johnson, 2004）。

尽管在将求助者的情绪世界纳入系统理论方面遇到了阻力，但我们必须记住，1992年，欧洲家庭治疗协会（European Family Therapy Association）在索伦托召开了第一届会议，会议主题正是"情感与系统"。欧洲和北美洲最权威的家庭和关系治疗的先驱们参加了会议。此次会议的明确目标即为让情绪与感受进入系统式治疗的世界。长期以来，系统治疗偏爱口头语言（众所周知的循环提问），在中立和纯粹主义的保护下忽视肢体语言和面部表情，放弃对治疗体验的探索；而其实在体验过程中，无论是家庭成员还是治疗师，都会有主观感受层面上的相互碰撞和变化（Andolfi, Angelo & De Nichilo, 1996）。

不过，约翰逊报告了系统理论的局限性。我们同意她的观点，但她可能忽视了家庭治疗运动的第二个精髓，即它在美国东海岸发展起来，有更强的心理动力学色彩。它的核心是个人及其家庭发展史，这一点可以溯源到有历史意义的著作《深度家庭治疗》（*Intensive Family Therapy*）（Boszormenyi-Nagy & Framo, 1967）。书中认为，家庭和伴侣的情绪世界是至关重要的因素，我们在多部著作（Andolfi, Angelo & De Nichilo, 1989；Andolfi, Angelo & De Nichilo, 1996；Andolfi & Mascellani, 2013；Andolfi, 2017）中都有提及。事实上，伴侣治疗师并不考虑代际维度和原生家庭对伴侣关系质量的影响，也不考虑扩展家庭成员来参与治疗，他们和约翰逊（Johnson, 2004）、戈特曼（Gottman, 1994）、施纳奇（Schnarch, 1991）一样，将伴侣视为观察、干预和临床研究的唯一单位。与认知行为伴侣治疗一样，情绪聚焦伴侣治疗的干预重点是伴侣关系中存在的功能障碍。除伴侣双方外，没有其他人参与治疗。一旦确定了治疗中要解决的具体问题，治疗师的主要目标就是让伴侣学习具体的改变策略并最大限度地发挥关系中的优势资源，增加积极互动，同时减少消极互动，无论是认知行为上的还是情感上的。

约翰·高特曼（John Gottman）和朱莉·高特曼（Julie Gottman）（Gottman & Gottman, 2015）在他们关于伴侣的杰出工作中也充分认同了积极视角的重要性，肯定积极情绪有助于消减伴侣在面对对方偶尔的不良行为时可能产生的消极反应。积极视角和关系质量维度（如分享爱慕和建立爱的地图）一样，都是**"健康关系屋"**（sound relational house）的构成要素之一。实际上，作者确认，他们的伴侣治疗方式是一种聚焦于情绪的整合方式，但同时也是行为的方式，因为它旨在改变互动模式；同理，它也是认知的、存在主义的、叙事的、系统的，以及精神分析动力学的方式。

## 跨代伴侣治疗

以鲍文（Bowen）、博佐门尼-纳吉（Borzormenyi-Nagy）、威廉

森（Williamson），尤其是弗拉莫（Framo）为代表人物的跨代家庭治疗，对于伴侣关系问题又有什么富有启发性的观点呢？在著名的第五版《伴侣治疗临床手册》（*Clinical Handbook of Couple Therapy*）（2015年修订）中，艾伦·古尔曼（Alan Gurman）和撰稿人分析了伴侣治疗的各种取向（包括不同的干预方法），从认知行为方法和精神分析理论开始，经过50年的发展，最终系统性流派得以形成。书中描述了各种干预模式，这些模式大多先在个体或家庭治疗中得到验证，随后被应用到伴侣治疗中。它们被比较随意地分类，只有"以情绪为中心的方法"（*Emotion-Centered Approaches*）一章除外，该章概述了约翰逊和戈特曼等人如前所述的极具独创性的伴侣治疗。

关于系统式伴侣治疗的一章包括了叙事疗法和以问题解决为中心的疗法，但在这一章中只出现了短程策略治疗、结构式治疗和社会建构主义取向。关于多代疗法的章节显得更不完整和含糊不清，只在最后提到了**鲍文家庭系统式伴侣指导**（Bowen family system couple coaching）。该书将鲍文经典的研究个体与其原生家庭分化过程的理论假设应用于伴侣工作中。遗憾的是，该书缺少由詹姆斯·弗拉莫撰写的或者是关于他的章节。他是第一代家庭治疗的先锋人物，一生致力于使用代际模型进行伴侣工作，邀请双方的原生家庭成员参与治疗。尽管弗拉莫就这一主题撰写了多篇文章和开创性著作（Framo, 1981, 1992），但都没有被引用。

可能是由于目前缺乏其他多代家庭相关理论的资料，此章与严格意义上的精神分析性质的心理动力学方法关联更紧密，与鲍文流派追随者的思想和临床干预几乎没有共同之处。《伴侣治疗临床手册》在国际上享有盛誉，但我们从该书中可以看出，多代家庭的思维方式在目前较为知名和实用的伴侣治疗方法中几乎踪影难寻。2003年，安多尔菲确认，当人们提到家庭治疗时，会感觉进入了缺乏共识基础的领域，或者说，缺乏公认的模式作为讨论的基础，甚至在"家庭"这个词上都没有一致的理解（Andolfi & Cigoli, 2003）。所有这些显然也反映在伴侣治疗中。贝尔特兰多和托法内蒂（Bertrando & Toffanetti, 2000）在他们出色的著作《家庭治疗史》（*Storia della terapia familare*）中也提出了同样的看法。他们认为与家庭治疗史相关的文献很少，已有的也往往很简略。大多数情况下，它们以工作手册或图书章节的简介形式呈现，与之形成鲜明对比的是，精神分析的历史既多又长。

卡内瓦罗（Canevaro, 1999, 2009）深受弗拉莫思想的影响，为伴侣开发了特定的心理动力学干预方法。他认为，伴侣双方的原生家庭参与治疗是最重要的。然而除此以外，世界范围内跨代伴侣治疗的发展令人沮丧。安多尔菲在谈到这个问题时这样说道："我感觉自己格格不入，或者，用贝尔特兰多更精准的表述来说，就像一件古董。"家庭作为集体的存在和作为治疗的资源，并未被纳入后现代主义思想，正如米纽庆（Minuchin）在其题为《叙事家庭治疗中的家庭在哪里？》（*Where is the family in narrative family therapy?*）的文章中细致讨论的一样（Minuchin, 1998）。

本书试图填补这一空白，介绍我们数十年来在跨代伴侣治疗方面所做的工作。这些工作从鲍文、惠特克（Whitaker）、威廉森等人，尤其是弗拉莫的带有心理动力学色彩的开创性理论出发，获得了原创性的发展，并取得了令人惊讶的临床效果。我们在罗马的家庭治疗学院对数千对接受治疗的伴侣进行的临床研究也验证了这一点。

## 魔方隐喻

作为投身实践的家庭治疗师，我们认为伴侣治疗不应被划分为独立的治疗方法，因为伴侣治疗实际上是家庭治疗本身的重要组成部分。我们的三代工作模型将伴侣视为中轴，它为整个家庭结构提供了稳定的框架。孩子的症状常常会引导家庭治疗师对伴侣关系及他们的养育角色进行评估。从这个意义上说，伴侣关系往往是家庭治疗师致力处理的关键动力，即便和家庭最初的求助原因完全不同。我们将这类干预称为**"隐蔽式伴侣治疗"**（camouflaged couple therapy）（Andolfi, Falcucci, Mascellani et al., 2006）。

在许多情况下，伴侣双方也会意识到家庭问题是自身危机（伴侣关系危机）的结果，并愿意冒风险寻求伴侣治疗。许多年来，他们一直在默默忍受着痛苦，直到被他们自己定义为"最后的机会"的时刻才去寻求帮助。当伴侣濒临分居，甚至分手后，他们也可能会寻求帮助。在这种情况下，伴侣治疗师往往为了保护孩子而将其排除在治疗之外，而不是倾听他们的心声，因而忽略了孩子的声音和困难，仿佛它们是从一个家搬到另一个家的行李一样。

如果说在爱情似乎不存在的时候谈论它，这是困难和痛苦的，那么作为家庭治疗师，我们的临床经验告诉我们，如果不考虑同时干预伴侣生活的一系列因素，只是处理爱情问题，失败的风险会更高。我们认为，如果不把伴侣和他们的代际关系，以及和家庭的历史与文化变迁过程联系起来，就不可能有效处理伴侣间的问题。例如，母亲（现在是祖母）为了孩子而不拆散家庭，这种牺牲在当时的社会观念中是被肯定和强化的，但如今它已被女性所承受的实现个人和职业发展的社会压力所取代。这往往是以牺牲子女为代价的，因为子女肯定会感受到离婚所带来的猝不及防和不能言说的影响。

几个世纪以来，如果经济没有独立，妇女就只能囿于家中。而随着妇女的解放，家庭格局发生改变，母性本能的迷思即使没有完全消失，也已逐渐淡化；男性和女性都需要重新塑造自己的育儿角色，进而重新塑造自己的伴侣角色。更不用说我们在以前的著作（Andolfi, 2017；Andolfi, Falcucci, Mascellani et al., 2006）中已经描述过的**三明治伴侣**（sandwich couples）——夹在年迈且经常生病，或者残疾、需要更多照顾的父母，以及仍然住在家中，未能摆脱对父母的经济和情感依赖的青少年或成年子女之间。我们稍后将讨论他们。

还有一些跨文化背景的伴侣。他们起初因差异而相互吸引，但随着时间的推移，可能会遇到误解，或者由一方家庭的文化占据主导地位，此时这种差异非但没有提升关系品质，反而成为偏见或压制性的因素（Andolfi, Mascellani & Santona, 2011）。同性恋伴侣的情况也是如此，对他们来说，选择同性伴侣所带来的困难可能会成为导致家庭分裂和社会冲突的强力因素。

安多尔菲在澳大利亚生活了数年，与亚洲世界及其文化传统有了大量接触，因此能够注意到把西方工作模型原样应用于东南亚家庭时的局限性。就家庭中的主导关系而言（Andolfi, 2017），毫无疑问，与欧洲或北美洲不同，亚洲家庭最重要的二元关系是亲子关系，伴侣关系则不那么重要。更不用说成年人与原生家庭的自我分化过程和代际忠诚方面的差异。中年这一代的解放是非常复杂的，有时不易实现，因为上有父母对其终生拥有的管理和要求权，下有孩子（即便已成年）期待其承担无休无止的义务，还有要遵循的行为规范，而社会文化也推波助澜。所有这一切都要求我们的思考和干预方法更灵活，能够包容与自己极为不同的价值观和传统，并学习如何成为"称职"的，而不仅仅是按照工作手册或精神病学分类系统行事的治疗师。

为了更好地理解家庭结构的发展变化，治疗师需要考虑到伴侣双方的文化和社会期待。如果不考虑这一点，忽略治疗室外的因素，家庭治疗师就会重蹈精神分析师的覆辙，后者的干预主要集中在病人与治疗师之间的关系中，认为除此以外的事情都没那么重要。考虑坐在我们面前的这对伴侣身处什么样的文化传统、家庭历史、伦理和价值观之中，这可以让我们将来访者置于他们所处的历史和发展背景里。离开了这一背景，我们就失去了治疗最深层次的那部分，即人性与社会的维度。它是我们的一部分，同样也是求助于我们的来访者的一部分。如果治疗中我们没有把发展性和社会性维度作为探讨问题时的参考角度之一，就可能像戴上了眼罩一样，过于关注伤痛、苦难和相互间的误解，导致我们无法将任何事情置于其相关背景中进行理解。

试着想象一下，我们手中有个魔方，魔方的每一面都有伴侣关系中必须处理的不同因素，它们影响着伴侣关系自形成开始、贯穿整个生命周期的运作。魔方的红色面是"**我们**"（we-ness），即通过巩固伴侣双方之间的情感纽带和相互信任感而形成的伴侣身份认同。在红色面的左右两侧，我们可以看到白色面和黄色面，分别代表了**两个个体**，我们将之视为形成伴侣关系的素材。在"我们"的上下两侧，绿色的一面代表着真实或想象中的**孩子**，以及他们的发展需求和关系资源；橙色的一面是**原生家庭**，伴侣与他们保持着重要的情感联系，有时也会经历情感疏离和持续的冲突。最后，在伴侣的后方，也就是蓝色的一面，是社会性维度：**工作、友谊和文化归属。**

　　魔方的每一面都有自己的生命，但同时，通过魔方的内在联系和连接，素材又相互依存、动态地联系在一起。红色面，也就是"我们"的一面，是魔方的主体面，可以让我们评估关系的强度和质量，并了解这对伴侣与其他五个面的发展变化保持动态联系的能力。显然，在这一面，白色和黄色这两部分必须始终在场，象征着紧密相连但又明显不同的两个个体。对于伴侣来说，要实现这样的整合，当然不是拒绝或回避来自其他面的要求，而是面对不断的刺激和挑战，通过某种持续的互动方式在魔方各个面的内部和之间找到新的关系平衡。

　　如果我们能够理解这个隐喻的含义，就完全可以想象，"我们"是多么依赖其内部的灵活与和谐，才能有效"指挥乐团"而不是"脱离乐团"。"我们"是共同的身份，是信任的达成，也就是说，是两个人长期以来共同发展的项目。个体越完整、越成熟，就越能处理好他们与魔方其他面的亲疏关系，越能保持魔方整体的关系平衡，而不必担心失去自我。要促进伴侣关系的健康和良好功能，我们必须从加强个体与对方共同应对日常问题的能力开始，而临床经验告诉我们，没有比伴侣治疗更好的个体治疗方法了。

# 2. 伴侣关系的建立和演变

## 选 择 伴 侣

两个人相爱并决定结婚或同居，绝不会是随意的相互选择。身体的吸引力就像一块磁铁，能让伴侣感受到特殊的兴趣，并通过强烈的身体感觉产生接触的欲望。然而我们很清楚，通过外表、手势、语气和身体接触，我们或许会建立性关系，虽然这种关系会让人感到愉悦和满足，但这并不总会导致爱情的产生。那么，是什么让我们平时对某个特定的人完全没有想要缠在一起，却突然在某一刻激发了想要与他/她建立亲密联结的欲望呢？与某人建立长期关系的愿望是建立在微妙而复杂的动力基础之上的，其中的吸引力更多的是基于心理而非性的本质，并且与两人关系发展过程中的特定情境和时机有关。从迷恋阶段，也就是从对对方和对关系的理想化（它使人在两者的融合中失去了对现实的真实感觉），到"不那么盲目"和更加成熟的爱情，这一过程更为复杂，也需要时间。

　　许多作者通过不同的观察视角研究和描述了选择伴侣和建立关系的深层原因。有人接受依恋理论的观点，认为可以根据童年的依恋方式来理解对伴侣的选择和成人的爱情关系（Mikulincer, 1995；Shaver & Mikulincer, 2002；Bowlby, 1977；Johnson & Whiffen, 2003；Santona & Zavattini, 2007）。伴侣关系的形成取决于双方是否有能力确认自己和他人在童年早期形成的表征。

　　其他学者，如斯卡比尼（Scabini）和奇戈利（Cigoli），他们的观点更接近我们的跨代模式，他们谈到了伴侣的象征性吻合（symbolic dovetailing）（Centro di Ateneo Studi e Ricerche sulla Famiglia, 2017）。象征性吻合源于伴侣性别间的核心差异的戏剧性碰撞，也与双方的成长历史和背负的压力有关。正是因为双方带来的不可避免的差异、各自的不足和不同的需求之间建立的联结，我们才将伴侣关系的建立形容为"成为共同体"。从热恋到成熟爱情的变化就发生在这个象征性的转折点，或者说，伴侣双方能够从"我和你结婚，是因为你身上的这种特质"转变为"我和你结婚，是因为你就是你"（Centro di Ateneo Studi e Ricerche sulla Famiglia, 2017, p81）。同样，我们已经确认，伴侣必须从"你是我的另一半"这一浪漫和融合性的想象中走出来，达成"两个个体的结合"这一共识。伴侣在这一点上越统一，就越容易保存自身的完整性和独立性。

　　无论采用何种理论，事实是没有一对伴侣是从零开始建立恋爱关系的。每一对伴侣都属于一个关系系统，这个系统基于他们对原生家庭的体验，以及对过往恋爱关系的体验。所有这些都发生在个体所属的特定社会和文化情境中，影响并制约着个体的生活方式和伴侣间的相处方式。

选择伴侣的影响因素彼此间既有相似性，也有差异性。我们会根据自己的家庭经历，选择性地看到伴侣的某些行为和特点，而忽略可能会给关系带来问题或不合家庭剧本的行为和特点。恋人关系可能会重燃过去熟悉的某些情感，这种情感的基础是对亲密、关爱、共鸣的需要，以及不愿失去对方的祈愿。然而，更深层次的情感是希望有特殊的机会，给自己的感情生活新的、更完整的方向。最初的吸引一般是由熟悉但不明确的感觉所决定的，这种感觉让过去经历的核心体验再次浮现，伴侣双方都会联想到愉快的感觉，并赋予它们令人欣慰的意义。在建立恋爱关系的过程中，通过模仿象征性的动作或行为，我们会发现这些相似之处，它们与我们过去的关系模式和家庭信念有着某种联系，而家庭信念是我们身份认同的基础。然而，让我们感到更强烈吸引的，往往是在相似之处中可能存在的差异。相同的感受确实会让人产生亲近和联结感，但在某些情况下，更重要的是有机会在自己的人生旅程中找到不同的出路，对于家庭对自己的期待和要求给出不同的回应。在有着艰难经历的家庭中，这种情况会变得更明显，因为它给人带来重要的补救的希望。

#### ▶ 不寻常的插曲

保罗和塞雷内拉在一个夏夜相遇并坠入爱河。塞雷内拉出身于一个颇有教养的富裕家庭，在这个家庭中，文化和礼仪一直是他们与众不同的地方。她是四个女儿中最小的，也是父亲最宠爱的女儿。父亲是位哲学教授，送了她很多礼物，尤其是书籍。塞雷内拉与母亲的关系一直很不融洽。母亲是个高雅的女人，但却不是个体贴的妻子，总是需要得到认可。父母之间深刻而又隐秘的冲突是她家庭生活中反复出现的主题。在情感变幻莫测的家庭背景下，塞雷内拉总是以维护稳定为己任，掩盖父母之间的紧张关系，这体现了整个家庭的安全观念。塞雷内拉是个坚强、果断、严谨的女性。她勤奋好学，在学校取得了优异的成绩，毕业于艺术史专业，并通过竞争非常激烈的考试获得了大学讲师的职位。

保罗是独生子，两岁时父亲因车祸去世。悲剧发生后，他的母亲，一位年轻的家庭主妇，搬回了父母家与他们一起生活。这对年长的父母都出身卑微，靠退休金生活。她承担起养家糊口的重任，找工作，每天全心全意地照顾家庭。她再也没有寻找伴侣，而保罗实际上是由祖父母带大的。保罗和大人一起生活，不常和其他孩子交往。他从小就喜欢读书，课余时间习惯一个人玩耍，或者是看漫画和读冒险小说。如今，他是个腼腆、内向的人，但有着强烈的道德价值观。在经历了青少年早期的动荡之后，他开始安定下来，学生时期成绩优秀，然后选择了稳定的工程师职业。

塞雷内拉在向治疗师谈起保罗时说："他的单纯和自然让我爱上了他。"她还讲到那个看似微不足道，但让她感觉自己终于找到了"真命天子"的时刻。有一天，她和保罗一起去给她的小侄子买礼物。从商店出来后，他们一上车，保罗就给了她一份礼物——专属于她的小盒子，显然是偷偷买的。那是个用彩色碎布做的小玩偶，既象征了她父亲对她的慷慨给予，也象征着她被忽视的童年终于被人接纳了。

# 同 盟 约 定

　　我们把伴侣关系视为三代家庭谱系的中间层级，这种理解的建立基础是交往双方间形成了正式的伴侣约定。斯卡比尼和奇戈利在著作《家庭成员》（*Il famigliare*）中对伴侣约定这一概念进行了很好的描述（Scabini & Cigoli, 2000）。作者就真正的伴侣关系的发展提出了非常有趣的圆周模型，它同时包括伦理和情感两个部分："伴侣约定是建立和组织伴侣关系的约定；在这种意义上，我们可以说它是**关系的组织者**（relationship organiser）。其构成要素包括相互吸引、共同情感、意识化、承诺尊重约定及对目标的界定。"（Scabini & Cigoli, 2000, p.70）

　　两个人之间单纯的化学反应并不足以确定伴侣关系的真实建立。如今结婚的人越来越少，因此，丈夫、妻子和婚姻这些名词可能会过时，不能代表当代的伴侣关系。我们更倾向于使用**同盟约定**而不是婚姻约定来指代伴侣双方决定通过共同生活来巩固浪漫关系时所做的约定。它包含两个独立的部分，两者都是伴侣关系得以建立的基本要素。一个部分是我们能意识到的和在社会生活中可识别的；另一个部分则是我们意识不到的，它存在于我们的无意识或潜意识中，源于心理层面，只与伴侣双方的私人生活有关，其中蕴含着大部分情感投入。

## 伴侣间的亲密约定

每对伴侣在相遇之初就预感到彼此间深层的、无意识的紧密联结（Pincus & Dare, 1978）。我们将这种现象称为亲密约定（intimate pact），它只不过是需求、欲望和恐惧的集合。这些需求、欲望和恐惧与过去的经历有关，是每对伴侣期望在关系中去处理的。这是特别的协议，双方都在对方身上找到了此时最能满足自己心理需求的回应。在隐形的契约中，伴侣双方都投注了自己基本的关系和情感需求，尤其是免受危险和情感联结得以延续、更新的需要（Scabini & Cigoli, 2000）。

在爱情故事的早期阶段，维系一对情侣的亲密约定几乎总是有效的。人们爱上的是伴侣的某些方面，而不是这个人。浪漫阶段的典型理想化，是对对方那些与自己不那么和谐的方面进行的强烈、选择性的压制。在现实生活中，只有当深刻的联结关系具有足够的灵活性，可以随发展的需要而调整、改变时，联结关系才是真正有效的。然而，这样和谐的伴侣从未出现在我们的咨询室里，因为他们会设法利用自身资源成功应对关系发展中不可避免的挑战性阶段。

保罗和塞雷内拉之间的深层联结，是两人都渴望与对方的某个部分结合，它让自己在生命中的特殊时刻感受到重生。塞雷内拉嫁给了她一直渴望的保罗的简单和随性，而保罗则在塞雷内拉身上找到了从未有过的安全感。我们需要等待一段时间，才能了解他们之间的约定是否真正有效、是否能够延续。例如，塞雷内拉可能会在保罗的简单和随性背后看到马虎和胸无大志。反过来，对保罗来说，塞雷内拉令人信服的安全感在现实中可能就像金色的牢笼，他会挣扎着置身其中，或者想要逃离，因为它意味着执念和控制欲。让爱情故事开始的对方的那些特质，也往往是这段关系以失望告终的原因。他们是能够通过要求彼此做些改变而继续相爱，还是坚持自己的心理完整性至关重要而绝对不放弃，这一切都将取决于两个人的成熟度和灵活度，以及对家庭剧本的理解和由此产生的要求（Boszormenyi-Nagy & Spark, 1973）。家庭剧本越僵化，行为选择就越少。为了建立重要的新的情感归属，对家庭剧本的阐释是个体必须致力应对的重要发展性任务。

在伴侣之间的各种关系中，最初的亲密约定是无法随着时间的推移而更新的。尽管伴侣间进行了交流，但在彼此需求的演变过程中，两人之间的理解似乎已经耗尽。一方或双方不理解另一方的新要求，由于无法向前迈进，就会把自己硬塞到"失望的要求者"的位置上，导致伴侣双方在进化过程中遭遇挫折。高度失调的关系模式会导致人们把这些情况与"无法交流"混为一谈，而后者要糟糕得多。事实上，在某些情况下，伴侣之间的补偿性要求过多，根本无法被满足，伴侣之间也就无法进行交流。在反常的关系中，一方不断试图征服另一方，反之亦然，个人的需求不断被忽视。诱惑、暴力和冷漠是这种关系的特点，不和谐充斥着伴侣的整个生活空间。

▶ 错误的开始

阿尔多和克拉拉是老夫老妻了。他们结婚三十多年，有两个刚搬出家的成年子女。阿尔多是知名的儿童心脏外科医生，克拉拉则受雇于一家小企业，但这并不能让她感到满足。克拉拉是位无可挑剔的妻子，几乎完美无瑕，她视丈夫若神明，将他照顾得无微不至，并打理着美丽家园的每一个细节。每天早上，她都会在床上摆上五件熨烫好的衬衫，以及不同颜色的裤子和领带。他所要做的就是选择穿哪件去上班。克拉拉能预见他的所有需求和愿望，会在他说出口之前就为他煮好咖啡，并在家里播放他喜欢的轻柔音乐。

　　提出要做伴侣治疗的是阿尔多。他刚满六十岁，即将退休。孩子们都离开了他，他担心自己的一些心身问题：高血压、心动过速。他觉得自己好像在监狱里，虽然"金光闪闪"，但仍是监狱。他说他不能再这样生活下去了，罪恶感笼罩着他，让他痛不欲生。他总是对妻子不忠，和不同的女人出轨——大多是他的助手。这些关系都不是认真的，但对他来说又是必需的。他离不开这些。但现在，他不能再这样下去了。他非常关心妻子，想弄明白自己是否真的爱她，是否能只和她在一起。

　　克拉拉一直知道并平静地接受了丈夫的婚外情。他总是详细地向她讲述他的"风流韵事"。她从未因嫉妒而暴怒。从第一个孩子出生起，甚至可能更早前，克拉拉就患有抑郁症，并因此接受了长达十余年的个体治疗。她愿意和阿尔多一起接受治疗，说她想改变现状，但她知道自己不能没有他。她无法忍受失去他。

　　实际上，多年前让这对伴侣结合在一起的亲密约定是不可能实现的，它建立在不断滋长的令人无助的负罪感之上。同岁的两人相识于18岁，那时，克拉拉几乎是孤身一人活在世上。父亲在她出生前死于一场车祸，母亲在克拉拉年仅15岁时死于癌症。她唯一的哥哥刚刚死于严重的白血病。阿尔多回忆说，就在为克拉拉的哥哥举行葬礼的教堂门廊里，她的姨妈把她托付给他，请他从那时起照顾她一生。

　　阿尔多是五兄弟中的老三,一直是父亲眼中的模范孩子,也是他眼里唯一真正值得信赖的孩子。父亲以他为荣,对他偏爱有加。父亲曾听从了阿尔多机智的建议,这让他挽救了自己的生意,同时也引起兄弟们的嫉妒和竞争。"无懈可击"的儿子/兄弟实际上是披着孩子外衣的成年人,他致力于履行责任,是个有点不寻常的孩子,在他的朋友圈里是个局外人。他旁观同龄人的青春岁月,就像隔着火车的窗户看着窗外的他们向远大的目标飞奔而去。他的学习和专业技能都很出色,即使在今天,当谈到自己的工作时,他也这样评价自己:"我从不说'不',我对我的病人非常感兴趣,以至于有时我的同事最初只是就病例向我征求简单建议,但接下来他们会把病例整个交给我,然后……让我自己来处理。"

　　像国王一样,坐上宝座的孤独感是隐匿而又非常危险的综合征,一方面它让人声名卓著,另一方面它又天生带有负罪感和自我边缘化,因为一个人会对占据如此优越的地位而感到内疚。克拉拉嫁给了阿尔多的孤独,就像她总是看着家人的坟墓,为自己是唯一的幸存者而内疚。他们的隐秘约定是一种不可能的结合。她似乎在说:"你不能离开我。你必须想方设法拯救我,但不能成功!你必须在别处寻找快乐,因为我不可以快乐!"他似乎在请求她帮他留在王位上,这是他唯一能感觉到自己被看见的地方,而她需要他,却永远无法接近他。在阿尔多的一生中,他接受了唯一可能的伪个体化形式,即出轨其他女人。然而,就像他无法任由自己的病人死去一样,他永远无法真正地越轨,只能再次从火车的车窗里看着生命流逝。

## 关系中的承诺

建立同盟约定的另一个基本要素是伴侣双方重视恋爱关系的伦理原则，以及他们对情感关系的承诺（Scabini & Cigoli, 2000; Sternberg & Barnes, 1988）。我们所说的情侣间的正式约定（official pact），是指以实用价值为特征并为社会所认可的共同生活契约。它表现为在各种情境中做出的忠诚承诺，关乎伴侣双方相互间的义务，并通过婚庆典礼得到公开的见证。

正如过去包办婚姻中经常出现的情况一样，越是重视正式约定的纯契约性质，就越不重视对婚姻的感情投入。"慎重的"婚姻就是个很好的例子。在这种婚姻中，对个人权利的考虑优先于分担风险。在这种情况下，双方有严格的约定，婚姻中的平等被理解为确保获得同等的利益，而不是承担同等的责任。这种正式约定更多是基于社会地位的获得，而不是情感承诺的内化，也非常容易导致离婚。在这种情况下，在律师见证下签署的婚前协议向我们表明，人们往往在结婚之前就预备好了以后的分离。

然而，如果正式约定是有意识的、内化良好的约定，伴侣双方就会分享共同的生活计划，并相互承诺实现这一计划。努力维系这种关系，不仅是因为对彼此做出的忠诚承诺，更多的是出于尊重自己的选择。在这种情况下，正式约定所代表的关系就像是情感组带的容器，可以让情感组带经受住人际结构变化所带来的最初的震荡。这就为伴侣双方提供了必要的时间，使他们能够以有效的方式进行自我重组。

许多现代伴侣主要以情感为基础来维系伴侣关系，也由此将正式约定部分放在了次要位置。这些伴侣不结婚，倾向于同居，也有些并不住在一起。另一方面，如今无论男女，首要目标都是追求自我实现和个人自主。

这些伴侣本质上是浪漫的，他们走到一起是为了个人的心身愉悦。因此，"爱情晴雨表"每天的状态决定了伴侣双方对情感关系的投入程度。理想化超越了现实考虑，一旦遭遇失望，这段关系就会面临巨大的风险，因为它缺乏保护。在这种情况下，往往薄弱的正式约定和承诺难以帮助伴侣忍受关系的反复动荡所带来的挫折。很多时候，伴侣双方还没来得及意识到"再等一等，给彼此再多一次机会，问题就可以好好解决"，他们就已经放弃并以分居来处理自己的失望。美国的一项研究（Hawkins, Harris, Galovan et al., 2017）显示，在3 000名年龄25～50岁、最近（过去六个月内）有过离婚念头的人中，约有一半人在一年后改变了主意。那些曾经认真考虑过离婚的人中，约有90%的人确认他们很庆幸没有付诸行动。

如果说亲密而深刻的约定象征着伴侣间的情感纽带，那么正式约定则确立了这种纽带。组成同盟的两个部分都在伴侣生活中发挥着重要作用。这取决于两人各自的特点如何碰撞，但最重要的是取决于他们的包容性和灵活性。这也与伴侣双方在各种关系转换阶段的应对方法有关，包括因为生命周期因素带来的生理上的关键时期，此时他们的相处模式也因此面临转换。还有一些与每个人的个人成熟有关，他们也要因彼此需要的变化而做出调整。

# 伴侣的生命周期

在我们的治疗模式中，每对伴侣的发展过程都同时在两个截然不同的方向上进行，即纵向和横向。为了评估伴侣关系的健康状况，治疗师还必须考虑第三个基本维度，也就是随着时间推移，伴侣面临的特定的发展性议题。没有孩子的年轻夫妇，与已有孩子的夫妇的情况截然不同，就像孩子尚处幼龄的夫妇与孩子已到青春期或成年的夫妇的情况不同。

伴侣关系随着时间的推移而发展，其生命周期分为不同的阶段（McGoldrick & Carter, 1982; Scabini & Cigoli, 2000; Andolfi, Falcucci, Mascellani et al., 2006）。它包含双重的发展过程，包括纯生理状态的转变期带来的动荡阶段，以及相应的（心理）重组和安定阶段。能否成功应对这些挑战，取决于伴侣双方是否有能力面对一系列重要的涉及彼此关系的任务。这些任务的进展都将会对伴侣双方的个人成长和伴侣能否顺利进入关系的下一阶段有着深远的影响。

伴侣生命周期的第一阶段是**浪漫期**（romantic）。它始于伴侣相识之时，是坠入爱河和理想化的阶段。在这一时期，激情是建立"我们"（we-ness）这种感觉的最重要的影响因素，而此时"我们"就等同于双方的亲密和契合程度。在两个人的爱巢中，伴侣确立自己在关系中的位置，发现他们两人构成了全新的关系茧房。他们必须对关系茧房建立亲密的认同，这种认同会发展为**伴侣的身份认同**（couple's identity）。为了建立起认同，每对伴侣必须面对的发展任务涉及两个同时存在的角色。在纵向上，我们有子女的角色，它在各自原生家庭的生活经验中得以稳固。在横向上，我们是属于同一代的两个个体，到目前为止，我们只在同胞和朋友关系中体验过这种角色。从横向上，伴侣必须通过加强互惠和克服以自我为中心的倾向，来为建立伴侣的身份认同奠定基础。作为子女，他们必须从原生家庭中分出来，同时与原生家庭建立新型的以代际公平为基础的关系模式，减少相互依存程度。

伴侣生命周期的第二阶段是**亲职阶段**（parenthood phase），始于孩子出生。在这个阶段，通过孩子这个第三人的存在，我们可以看到伴侣如何在共同抚养孩子的过程中发展其关系里分担责任和相互理解的部分。随着孩子的出生，由于上有老下有小，"我们"的空间被压缩，需要重新调整。它将分为两个部分，一是伴侣亲密部分（couple intimacy），二是亲职合作部分（parental complicity）。通常两者会一直共存，尽管在新家庭生命周期的不同阶段，更占主导性的部分会各有不同。例如，在孩子刚出生的时期，虽然"我们"的空间几乎完全被养育孩子的"亲职合作部分"占据，伴侣间的亲密关系被牺牲了，但伴侣可以共同投入和分担照顾孩子的责任，这是其关系质量良好的重要指标。这样，伴侣双方就可以成功进入母亲和父亲的新角色，随后在将来的某一刻，两人关系的重心重新回到伴侣关系（而不再是父母身份）。相对的，当孩子进入青春期，伴侣必须更积极、主动地寻找适当的平衡点，增加"我们"中的伴侣亲密部分。这样，伴侣双方就可以继续为人父母，但更多的是发挥引导作用，而不是子女的照顾者。这个时期的孩子如果知道父母不会对自己失望，就可以把自己照顾得很好。对父母而言，他们需要做的是从良好的伴侣关系这口井中攫取情感养分，以滋养未来的和谐生活。

在伴侣生命周期的第三阶段，也是最后阶段，伴侣双方年岁渐长，子女离开家庭后，他们便回到两人的状态，"我们"的空间又更多被伴侣亲密部分占据。但此时的伴侣关系又（与第一阶段）有所不同。当初的激情变成了更成熟和深厚的关系，具有很强的情感包容和相互照顾的能力。共同经历不同的生命周期阶段时，伴侣双方必须要面对各种不同的发展性任务。但其中，有一项任务贯穿全程，那就是持续不断地相互照顾，以及作为伴侣不断自我更新。尽管生活中会发生很多事情，但伴侣始终要有能力保持彼此之间，以及与他人之间的相互理解和亲密。

很显然，在伴侣关系的发展过程中，每个人在个人和关系层面都需要完成转变，但这种转变并不总是那么容易实现。可能出现的情况是，一有困难出现，一方或双方就会想是不是要分开，而不是用足够的时间去尝试解决问题。如果不能相互分享和接受，那些在（伴侣生命周期的）转换阶段经历的失望和困惑就会让伴侣关系在面临挑战性情境时变得脆弱，导致最终的关系破裂。我与沃尔什（Walsh, 1988）的观点一致，我们的临床经验证明，解决伴侣关系困难的办法可能不是更换伴侣，而是和当下的伴侣改变两人间的相处模式。

# 3. 伴侣关系的多维度评估

## 伴侣功能的跨代评估

新伴侣的组成标志着双方原生家庭生命周期中一个关键时刻的开始，他们发现自己正处于两个家庭发展历史交会的十字路口。这些发展历史必须以足够和谐的方式融合在一起，让这两个新的核心成员开启自己的人生旅程而不必背负过多包袱，最好完全不背负。每个家庭的遗传基因都包含在各自的发展历史中。如果伴侣能创造机会，改变原有的情感联结，形成对新的核心身份（即"我们"）的认同，就为新家庭的诞生提供了土壤，而原生家庭的遗传基因也不会丢失。惠特克认为，伴侣作为三代家庭的中间层级，是两个家庭之间基于各自发展历史进行相互协商的结果，无论伴侣双方是否明确参与其中并意识到这一点（Whitaker, 1989）。

从初见一对伴侣开始，我们就应该考虑他们与各自原生家庭的自我分化程度如何（Bowen, 1979）。如果用天平来形容，我们可以将分化过程看作归属与分离之间的动态平衡。对自己原生家庭的归属感是一个人在伴侣关系中自带的属性，但这种属性必须与脱离原生家庭的能力相平衡（Andolfi, 2017）。

要对伴侣的功能进行评估，最重要的是观察这种平衡。归属感是积极的概念。然而，过度的依赖会阻碍健康的分离，正如破坏联结、强制分离会损害归属感一样。伴侣间纽带的建立为此提供了决定性的机会，让他们可以从自己的原生家庭中分离出来。然而，对配偶的忠诚可能会被父母视为对他们的背叛。伴侣双方的主要职责是正视所有的忠诚，无论是新的还是旧的、纵向的还是横向的，并处理好它们之间的关系，避免它们发生冲突，从而将平衡的身份认同传递给子女。要做到这一点，每个伴侣都必须致力于建立个人的权能（Williamson, 1982），这种权能不允许代际之间的妥协。相反，它导向的是代际间的公平。父母要学会放弃（与成年子女的）亲子关系中的父母权威，以实现与他们的平等相处。（成年）子女也要有能力和责任促使亲子关系发生转变，从而避免产生**代际胁迫**（intergenerational intimidation）。只有当一个人拥有了这种内在的权能，才能充分体验到自己已经是成年人。这意味着年轻的成年人不再惧怕自由，带着信任和勇气承担起当前的责任，妥善解决对父母的情感依赖及相关问题。基于其复杂性，我们可以预见，通常只有到了更成熟的年龄，如35岁或40岁左右，个体才有可能完全建立起**"我"的立场**（Bowen, 1979; Andolfi, 2017）。

探讨伴侣关系必定涉及对整个家庭结构中最脆弱区域的探索，包括重要的责任、代际共谋，以及双方与各自原生家庭的不完全或不对等的分离。此外，不同的文化和教育模式，以及规划和组织生活的特定方法也可能被讨论到。伴侣双方是互惠关系，同时也是各自父母的孩子。一旦组建了自己的家庭，伴侣反过来也会成为父母（Andolfi，1999b）。这个功能和角色的网络由两条轴线构成：纵轴包括不同的等级（祖父母、父母、子女），横轴代表同一等级中的关系（同胞、配偶、朋友）。

在家庭中，互惠的最初体验是在与同胞的关系中获得的。兄弟姐妹一起成长、成熟和变老。他们是"家庭边界的守护者"，是孩子体验社会关系的第一个实验室。通过探讨伴侣与各自同胞的关系，我们可以更准确地了解他们在原生家庭中的位置。借此我们可以评估家庭界限的渗透性（Minuchin，1974）、家庭历史中存在的积极或消极三角关系、联盟和结盟，以及过早亲职化的过程（Andolfi，2017）。我们还看到由于年龄、性别、外貌或性格上的差异而导致的边界模糊和家庭偏袒，并往往由此造成情感割裂。总之，兄弟姐妹间的横向关系，无论性别或年龄如何，在很大程度上取决于父母能否成功让子女实现同胞联盟，避免让他们卷入自己的伴侣关系或家庭管教中，形成家庭中的消极三角关系，从而导致兄弟姐妹间自然的同辈联盟被削弱。

当我们从与原生家庭的自我分化程度来考察一对伴侣及其功能时，有效的做法是将其家庭系统分为原生家庭、配偶和子女这三个代际层级，以识别伴侣和家庭可能采取的不同立场。在了解这三个层级的同时，重要的是还要评估归属感对伴侣双方的意义，即他们所拥有的继承自原生家庭的观念、传统和态度。

在以往的著作中（Andolfi，2003，2017；Andolfi, Falcucci, Mascellani et al., 2006），我们描述了代际关系的质量如何影响伴侣功能的形成和发展方式，进而塑造伴侣关系的不同类型。同时，代际关系质量也决定了伴侣如何面对父母身份。通过临床经验的积累和对结果的不断分析，我们更好地完善了对伴侣的代际功能的评估标准。

## 和谐的伴侣

第一种类型的伴侣是两个人能够分享生活经验，在稳定而亲密的关系中保持相互尊重。双方都从各自的原生家庭和过去的期望、想象和传统中成功实现了良好的个体化，没有让它们侵扰伴侣的空间。它们代表着珍贵的价值，是每个伴侣带给自己和这段关系的情感礼物。**归属**（belonging）与**分离**（separation）的天平保持平衡，伴侣双方都与其原生家庭有直接的联系，同时代际之间有**清晰的边界**（clear boundary）（Minuchin, 1974）。每个人都以积极的方式描述自己在家庭中的成长过程，在伴侣生活中没有来自家庭的压力或干扰。与此同时，每个人在尊重家庭历史的同时，也可以对其持批判态度，并保持独立性。伴侣双方都成功度过了自己作为子女的成长阶段，并在原生家庭的认可和赞同下承担起新的角色和责任。他们能够与兄弟姐妹建立健康、积极的关系，因为他们的童年没有消极的三角关系，他们拥有满意的朋友网络（Andolfi, 2017）。

我们认为，和谐的伴侣所生的孩子能够保持其代际位置，不必承担父母的角色，从而形成平衡的家庭（balanced family）。在治疗过程中，只需观察孩子在父母面前的状态，就能对伴侣的功能进行评估。如果孩子的行动没有任何问题，自发地玩耍、微笑并与父母互动，自由进出空间而不觉得受到他们的约束，那么我们就可以判断这个家庭运行正常，家庭关系良好。

## 失衡的伴侣

我们将那些不具备上述类别特征的伴侣认定为**失衡的伴侣**（unbalanced couple）。对于失衡的伴侣，两人之间的情感联结因一系列关系扭曲（distortion）而受到严重损害。我们认为，用关系"扭曲"比"病态"或"反常"关系更恰当，因为它不聚焦于症状，而是主张治疗师采取慈悲的态度，这肯定更有利于建立治疗联盟和促进积极的转变。失衡的伴侣是指由于归属和分离之间的平衡被破坏，代际边界模糊，而没有足够能力完成其发展任务的伴侣。这种情况最令人头疼的地方在于，一旦生活中出现逆境，伴侣关系很难进行相应的调适。这种类型的伴侣很难在三代家庭结构中扮演中坚核心角色，而他们的子女由于伴侣关系的扭曲，也很难保持在自己的（也就是子女的）层级上，并不得不承担起补偿性的角色和职能。伴侣在发展过程中出现的这种停滞会严重影响整个子女子系统的关系平衡，造成家庭不和谐，出现代际的角色倒置。在这种情况下，孩子会以成人的身份对父母进行情感支持。实质上，孩子必须同时扮演两个角色，既是幼年的孩子，又要"做自己的祖父母"。

我们必须考虑到孩子同时扮演两种不同角色所需的强大能力。实际上，孩子可能生活在倒置的关系中，父母寄希望于他给予的情感支持，同时他又要在环境里寻求自己的归属和对关爱需求的满足。然而，不幸的是，这种情况如果持续太久，（家庭）就会付出代价，孩子可能会出现严重的问题，因为扮演双重角色会给他带来极大的压力。在治疗过程中，我们会遇到各种不同类型的失衡伴侣关系。下面我们将介绍一些最常见的类型。

### i. 冲突中的伴侣

冲突中的伴侣每天都在紧张和痛苦中，这也是我们在治疗中经常看到的。冲突中的伴侣难以和谐，在很多方面都存在分歧。我们可能发现一方从未真正脱离原生家庭，但却经历了突然的情感阻断（Bowen, 1979），回避任何形式的家庭联系，同时又不断加剧他/她对父母和同胞因一些未解决的问题而产生的愤怒。与此相反，另一方却无法成功与原生家庭分离，与家人之间仍然存在着强烈的情感依赖。在这种情况下，这对伴侣实际上是由未与家庭分离的那一方的家庭"收养"的，因为双方都没有能力滋养和保护伴侣关系的整体性，使其免受原生家庭的侵扰。一个过于纠缠，一个过于疏远。实际上，在早期依恋认同建立过程中经历情感剥夺的那一方可能会不自觉地渴望依赖另一方的家庭，从而导致竞争性的伴侣关系，类似于互相竞争的同胞关系。

这样的伴侣在孩子出生后会发生什么？冲突中的伴侣更难心平气和、愉悦地接受孩子（出生带来的挑战）。由于经常争吵，他们往往无法分享自己的体验，更有甚者，会把孩子卷入彼此的冲突中。孩子的出生也可能导致伴侣关系失调，"一方成为另一方的父母"，从而可能导致关系突然破裂。通常是在孩子出生后，由于竞争、相互误解甚至是婚外情而导致重大危机的出现，伴侣才会要求进行伴侣治疗。有时，孩子的心理、行为或关系问题也会导致伴侣寻求干预。这些都是隐蔽性伴侣治疗的案例。表面上的起因是孩子的症状，实际上是伴侣间矛盾加剧导致的关系扭曲，而他们与各自原生家庭尚未妥善处理的问题必充斥其中（Andolfi & Haber, 1994；Andolfi, Falcucci, Mascellani et al., 2007；Andolfi, 2017）。

▶ 出错的"收养"

雷纳托和西尔维娅分别是41岁和37岁，有一对12岁的双胞胎。这对双胞胎在他们结婚后不久就出生了。这个家庭与西尔维娅的家人（她的父母和姐妹）住得很近，在他们生活的小镇中心拥有一间自营的面包店。他们常常争吵，家无宁日，而且西尔维娅还发现她的丈夫会翘班跑去省府的一家酒吧玩"老虎机"。在西尔维娅的一位朋友的建议下，他们寻求了心理治疗。

雷纳托（在其原生家庭）是五个男孩中最小的，自幼学习父亲的烘焙手艺。后来，他们搬到罗马一起创业，如今生意仍然相当兴隆。雷纳托15岁时跟随哥哥们来到罗马，但没过多久就觉得大城市不适合自己，于是回到家乡与独自留守的母亲一起生活。他们的关系比较特别。后来他遇到了本地女孩西尔维娅，她与家人的关系非常亲密。两人结了婚。西尔维娅是家里三个女孩中最小的，她年轻、机灵，工作非常努力，为了保障家庭的经济状况而任劳任怨。婚后不久，雷纳托的母亲去世了，他对此非常难过。西尔维娅的父母把他当作自己大家庭中的儿子，除了帮忙照看外孙，他们还资助这对夫妇让他们倾尽全力开自己的面包店。雷纳托与岳父、岳母非常亲近，尤其是岳父。对岳父来说，他自己没有儿子，而雷纳托就是他的儿子。雷纳托的岳父被诊断身患绝症后，夫妻之间开始有了摩擦。为了挽救岳父的生命，雷纳托不惜一切代价，请来最好的外科医生进行了手术。然而，西尔维娅和她的姐妹做出了简单的决定：让父亲在家中安然逝去。从那时起，两人的关系就开始恶化。雷纳托觉得自己并未真正被视为这个家庭一员，感觉自己被妻子抛弃了，因为妻子更喜欢自己的家人而不是他；他也感觉被西尔维娅的姐妹抛弃，而他曾经将她们视为自己的姐妹。为了反抗，他发起了"隐秘的攻击"（不工作、玩"老虎机"），使他们的经济和婚姻状况都面临风险。

## ⅱ. 不稳定的伴侣

这类伴侣通常是两个非常缺乏安全感和孤独的人，都有过类似的被原生家庭忽视和分离的经历。他们的相互吸引似乎很大程度上得益于类似的情感剥夺体验。为了满足对关爱的需求，弥补因缺乏关爱而产生的挫败感，双方都希望对方给予自己从未体验过的父母之爱。这让伴侣双方对彼此的期望和要求产生很大的混乱。它会导致功利性的关系，伴侣间真正的亲密和共谋（合作）无法形成。相反，它带来的是具有压迫性的希望随传随到和保持情感亲密的要求。这会限制伴侣双方的自由——往往源于双方都无法忍受分离。

缺乏安全感和不稳定是这类伴侣的核心特征。双方都像孤儿一样，即使父母还健在，也不回应他们的需求。我们将这种情况比喻为**两个社会性孤儿**，他们要不断寻求安慰，才能承受痛苦的不安全感和巨大的困惑。如果无法从更高的代际层面（上一代人），或者更无法从伴侣关系中得到安抚，他们就会从子女那里寻求。这就不难理解，一个为了填补空白而来到这个世界的孩子为何会过早失去所需的真正的关爱和照顾，无法健康成长（Andolfi, 2017）。

### ▶ 提着手提箱的女孩和隐士

亚历山德拉和莱昂内洛夫妇有个7岁的儿子，名叫马可。他的学校报告说，马可坐不住、无法专注，尤其是会扰乱课堂秩序，因此他们带孩子进行治疗。马可参加了第一次治疗。他非常焦躁不安，沉迷极限体育运动，但最重要的是，一旦被父母训斥，他就会以各种方式表现出极度的愤怒，威胁要毁掉一切。令治疗师震惊的是父母面对儿子不断攻击时的态度。他们对他说话软弱无力，期望他讲道理、行为举止更得体些。换句话说，他们把他当成功能良好的成年人来对待。

治疗中，讲到他们的结合时，一些有意思的比喻出现了。在谈到自己时，亚历山德拉说，当第一次见到莱昂内洛时，她就像一个"带着手提箱的女孩，在寻找安全的港湾"。亚历山德拉是长女，父亲患有严重的抑郁症，母亲与她关系疏远，但与另外两个女儿关系密切；多年来，亚历山德拉一直孤独地扮演着"父亲的治疗师"的角色。现在，父亲已经不在人世，亚历山德拉和母亲住在同一栋楼里。然而，尽管她们住得很近，她却从未与母亲产生过情感上的亲近感，也不愿意寻求母亲的帮助。事实上，当亚历山德拉需要工作时，她经常把马可留在姐姐家，让姐姐来陪伴孩子，而她姐姐是个患有精神疾病的成年人，最喜欢的消遣就是待在家里看成人电影。

从很小的时候起，莱昂内洛就是父母寄予厚望的孩子，他们对他有远大计划。他本可以像建筑师父亲一样获得良好的社会地位，同时成为母亲家族中第一个有大学学历的孙辈。莱昂内洛确实从大学毕业了，但他并没有选择从事自己的专业，而是自降身份选择了做泥瓦匠，甚至将此视为一种意识形态方面的选择。实际上，由于长期被三角化进入父母冲突，他接受了家庭的"委托"（卷入父母冲突以帮忙调停），但感受不到它更深刻的意义。莱昂内洛说，他在家庭中从未有过情感上的存在感。他很快就脱离了家庭，独自生活在乡下，靠自己挣来的微薄收入度日。在谈到自己时，他说："你还是一个人待着好！"在这个时候，他遇到了亚历山德拉，她经常在他家过夜，然后在早上拎着手提箱离开，也许她认为自己没有资格主动要求些什么。

亚历山德拉和莱昂内洛直到马可出生后才开始住在一起。马可的出生对这对伴侣来说是个意外，但同时也暗含着一种希望：马可将会使他们的结合合法化，给他们一个家，给他们一个属于成年人的未来。因此，马可将是那个修复他们没有存在感的感受并最终让他们感到安全的人。

### iii . 因分担双方家庭的负担而结合的伴侣

近年来，我们曾多次遇到这类伴侣。有时，人们相遇并结合，是为了共同分担彼此的家庭负担。他们往往是独生子女，决定走到一起，分担难以独自承受的负担。这些情况非常难以处理，经年累月之后，伴侣间情感联结的韧性会因此受到严重威胁，继而无法继续下去。同时，由于伴侣双方都忙于应付重担，他们留给孩子的时间可能所剩无几。伴侣双方总是以长辈为中心，而留给彼此的空间太少，无论是以伴侣还是以父母的身份。

#### ▶ 奇怪的要求

乔治和米瑞拉都是医生，他们直接来到我们的临床中心，要求与主任会谈，而不是按常规通过电话预约。他们先说道："我们想知道我们的儿子是否有病理性发展问题！"两人都已50岁左右，唯一的儿子皮耶罗19岁。他刚上大学就已举步维艰。据他母亲说，他投入学习的时间很少，学习效果也不好，因此常考试不及格。此外，他经常与舅舅卢西亚诺在一起，而舅舅与母亲的关系很差。他们担心的主要问题是儿子对做家务的态度很差。事实上，这个家庭的日常事务有高度明确的组织和分工。购物、准备饭菜等都要按照严格的时间表进行；每一笔开支，无论多小，都要由每个人自己负责。

治疗过程中谈到这对伴侣的过往经历。两个年轻的医学院学生之所以走到一起，是彼此有令人绝望的亲密约定，即通过白大褂所象征的身份，帮助彼此最终获得各自原生家庭的认可。这个约定是他们走到一起并成为伴侣的基础。凭借他们的专业能力和对父母的携手努力，他们终于成功控制住了乔治母亲由来已久和频发不断的精神症状，以及米瑞拉父亲的严重抑郁。我们不难看出，皮耶罗和（有症状的）他们一样，都不得不为维持（夫妇俩的）"急诊室"的效能而助一臂之力。

### ⅳ. 三明治伴侣

夹在两代人中间的三明治伴侣（sandwich couple）代表了许多现代伴侣的家庭结构。长寿的老一辈人往往在迥异的文化环境中以一成不变的方式参与到伴侣生活和抚养孙辈的过程中。如果年迈的父母患有身体或精神疾病，又没有养老院或居家助老服务等支持资源，家庭往往不得不承担起照顾责任，因而伴侣生活要做出巨大牺牲。照顾不能自理的年迈父母，这可能会持续很多年，无论从情感角度还是从日常安排上来说，对伴侣都是沉重而疲惫的承诺。此外，如果同时成年子女在相对较大的年纪才离家，则更是雪上加霜，尤其是在有经济和就业危机的国家。在此，我们看到的是**满巢**（full nest）现象；与之形成对照的是**空巢**（empty nest）综合征，它是另一些不同社会经济条件下的家庭经历的体验，孩子早早自立并离开了家。子女的离开使伴侣双方进入了新的发展阶段，在经过多年将注意力主要集中在照顾和养育子女之后，伴侣双方可能会要找到一种新的理解和情感平衡。如若不然，一旦孩子离开，他们就会面临找不到任何理由继续在一起的风险。然而，在"满巢"的情况下，如果子女迟迟不离家，（需要照顾的）老人的生命也一直在延续，那么即使是最坚强的伴侣，又有多大可能性可以维系住"我们是伴侣"的感觉，以及保持明确的伴侣（与其他代际间的）界限呢？这种状况下，伴侣往往会陷入危机。一方或双方可能会出现抑郁症状。或者，伴侣关系可能会逐渐恶化，如果遭遇一些严重的突发事件，就会导致关系破裂。突发事件的发生可能与伴侣关系质量本身关系不大，更多与当今许多伴侣所处的整个社会环境有关（Andolfi, 2017）。

# 对伴侣社会功能的评估

除了通过代际视角观察和评估伴侣的功能外，治疗师也需要探讨伴侣的社交关系的质量，首先就是朋友系统。

## 朋友系统

从学龄早期到成年晚期，朋友始终是最重要的社交网络，每个人都在其中成长，并建立起持久而重要的关系。虽然一般来说，更真心、可靠的朋友通常是在童年、少年或青年时期与我们有过共同经历的伙伴，但友谊是经过选择的，也是随着时间的推移而不断更新的。

朋友具有天然的治疗功能，尤其是从青春期开始的某些关键的人生阶段，同辈群体具有非同寻常的联结和情感支持功能。在成年期，以及在伴侣为人父母前后，朋友的作用不可替代、弥足珍贵，最终往往比原生家庭的家人更有用，也比寻求伴侣治疗更实用。

有了朋友，尤其是长期的朋友，就有可能在信任和亲密的关系中解决生活中的任何问题，而不会有被背叛或被忽视的感觉。这是因为，一般来说，朋友不存在情感依赖的问题，也不会像家人那样担心自己不被爱或不被认可。与家庭中的情况相反，朋友之间没有道德义务或评判态度，也不会因为讨论不恰当或违逆的行为而产生羞耻感。我们不会询问朋友，如果谈论我们的缺点或关系中的问题，他在情感上是否受得了。相反，与家人在一起时，我们往往会感到羞耻或有保护他们的需要，这就让我们难以畅所欲言、实话实说。此外，与朋友在一起不会有同胞间的嫉妒或偏心问题，而这往往是造成家庭功能失调和情感疏离的原因。与朋友在一起，可以分享共同的经历和相应的发展过程，从与伴侣的结合到孩子的出生，再从孩子离家到成为祖父母。生活中的不幸也可以与朋友一起面对，如早逝、慢性疾病、离婚、失业或出轨等。

长期友谊的局限性可能在于长久以来形成的对朋友的忠诚，这种忠诚使其在（朋友）面临伴侣危机或敌对性分居的情况下且被要求提供情感支持或建议时，无法保持平衡和公正的立场。与此相反，随伴侣关系同步发展起来的新朋友的局限性在于，对他们的信任和个人亲近程度较低，因为他们并非见证自己多年来的成长的"我的朋友"，所以无法真正了解事情的来龙去脉。但与此同时，对伴侣双方过去生活的有限了解也可能是一种优势，因为朋友可能会对事情有更客观的看法，不必力挺伴侣中的任何一方。需要补充的是，与所有亲密关系一样，各种生活事件的发生、个人和伴侣关系的转变，以及在同步成长和转变过程中可能产生的共谋，都可能因为性的因素而导致对友谊的信任突然崩塌。伴侣分居后，一方与另一方最好的朋友发生恋情，这种情形并不少见。

在治疗过程中，评估友谊的质量是非常有用的。正如我们将在下一章看到的那样，朋友可以作为特别顾问被邀请到治疗中，以便激活他们的资源。在和谐的伴侣中，我们很容易观察到双方是如何愉快地分享友谊的：在这之中，伴侣既会分享他们相识后建立起来的友谊，也会分享相识前就拥有的个人友谊，从而丰富了伴侣的社交生活。值得思考的是，与共同朋友的交往不仅有助于巩固伴侣的身份认同，也是他们应对某些挑战性事件时的资源，即使是亲密的伴侣也难免有这样的时刻。在这种时刻，共同的朋友会支持这对伴侣，并以维护（他们的）关系为基本立场，因为这种友谊更多是属于"我们"，而不是"我们"中的某个人。基于伴侣双方的信任，朋友会尽力鼓励他们之间相互包容和积极倾听，但不会干涉他们的决定和情感生活。

相反，在高度冲突的伴侣中，相互的信任已经消磨殆尽，我们通常很难找到他们共同的朋友。这些朋友往往在这对伴侣第一次出现关系困难时就消失了，因为他们害怕被这种不舒服的紧张关系波及，或者因为这种紧张会引发他们对于自身伴侣关系的痛苦共鸣。还有一种情形是，伴侣本身由于羞愧或感到自己的不足，将自己与外界关系隔绝开来，从而以否认的防御方式避免（与朋友）讨论他们的问题。在以上各种情况下，由于失去了其他重要的关系，或者深深失望于曾经以"真正的朋友"自居的人所给出的不如自己所想的回应，伴侣双方都会在经受关系危机所带来的痛苦和对失败的恐惧的同时，还感到深深的孤独。

### ▶ 我不想参与其中

西蒙娜和保罗结婚十年，育有三个孩子，分别是8岁、6岁和4岁，都是他们结婚之初就计划好的。这对年轻伴侣希望拥有充满欢乐和幸福的大家庭。从结婚的最初几年开始，西蒙娜和保罗就与许多像他们一样的夫妇建立了深厚的友谊，他们总是带着孩子，每对夫妇轮流做东，在家中欢聚一堂，充满了喜庆和家庭的氛围。尤其是住在同一层楼的斯蒂法诺和玛丽埃拉夫妇，西蒙娜和保罗与他们建立了深厚的友谊。两家人经常在一起吃饭，孩子们的关系也像兄弟姐妹一样。西蒙娜和玛丽埃拉的感情非常好，保罗和斯蒂法诺也是如此，而且保罗非常钦佩斯蒂法诺。最近两年，保罗和西蒙娜之间的分歧大大增加，原因往往事关孩子们的管理问题。每个人都有不同的想法，都抢着要按自己的想法行事。此外，西蒙娜注意到保罗有些逃避责任，一到晚上就对着电脑，而她则在工作和家庭之间疲于奔命，恪尽义务。两人的关系迅速恶化。西蒙娜向玛丽埃拉吐露了她和保罗间的问题。保罗则决定向斯蒂法诺坦白自己和另一个女人之间的关系，还向他请教如何面对这种深深的困惑，因为离婚和离开家庭的念头让他夜不能寐。家庭是他生命中最重要的东西！斯蒂法诺避而不谈的反应让保罗非常失望。他无法理解，他以为斯蒂法诺是他的朋友，但他得到的回应却不痛不痒、模棱两可："我不想卷入其中！"多年以后，保罗发现斯蒂法诺一直有个小心隐藏的情人，那时他才理解了他当年的反应。

其他类型的朋友，即那些不逃避高度冲突的朋友，会倾向于站队伴侣双方中的某一方，成为他/她的密友，助长两人之间的误解，而不是尽一切努力平息冲突。最重要的是，当冲突激烈且长期存在时，男女双方都可能会认识新朋友，且在对方不知情的情况下与这些朋友交往。这是典型的为分离埋下隐患的方式。不难理解这些情况会给"我们"这一身份认同带来怎样的负面影响，因为"我们"将不断失去其中的重要部分，即外界对这一正式约定（关系）的认可。通常，对处于危机中的伴侣来说，真正重要的朋友是那些"在场但不专横"的，他们不会消失，但同时也不会偏袒任何一方。这些都是非常重要的情感资源，在我们看来，也是重要的治疗资源。

## 工作带来的社会支持

评估伴侣的社会功能时，要考虑的一个方面是双方的职业状况。在（家庭）越来越需要双份收入的社会里，伴侣双方花在工作上的时间往往多过在家里的。因此，同事关系不仅对职业发展具有重要意义，还具有情感支持和社会交往的功能。在和谐的伴侣中，各自的工作关系可以丰富彼此间的关系，促进相互理解。但如果双方冲突显著，工作环境反而可能被视为威胁或需要防御的敌人。在缺乏生机的伴侣关系中，职业环境可能会为伴侣中的某一方滋生婚外情感或性关系提供机会，最终一般会进一步破坏伴侣间的理解和信任。

## 个体心理治疗

在分居现象司空见惯的时代，我们遇到的伴侣中经常会有人说他或她过去已经尝试过其他疗法，或者目前正在接受某种个体治疗。在许多情况下，一个人在长期的伴侣危机中所面临的痛苦可能会通过心理疾病体现出来。惊恐发作、抑郁或进食障碍可能会在一方或双方身上显现，从而导致他们认为这些心理疾病应该由个体心理治疗师来治疗，或者，精神科医生用适当的药物来帮他们迅速解决问题就更好了。

桑德罗和蒂齐亚娜是两位年长的专业人士，他们来我们这里接受伴侣治疗，目的是"重新找回他们之间似乎已经失去的伙伴关系"。他们的孩子已经长大成人，不久前离开了家。在第一次治疗中，他们向我们讲述了很多关于自己和共同生活的事情。但是，他们也告诉我们，十多年来，他们双方都各自在见个体精神分析师。他们无法当着配偶的面谈论某些深层次的个人问题，因为"有些事情只能对你的治疗师说"。伴侣之间的伙伴关系就这么没了！

尽管这是比较特别的情况，但治疗关系的确始终是非常私密的，这只有对伴侣治疗师而言才可能是个问题。有的时候，我们会以合作治疗师的身份与伴侣一起工作，同时另一名治疗师与两个人中的一个进行工作，只要我们的目标是一致的——重新建立相爱的人之间的纽带，并确保不会侵扰伴侣双方的同盟约定。我们想强调的重点事关"不要冒险选择与伴侣分享（伴侣某一方的）个人问题"这个观点，因为我们认为这样做会对伴侣关系产生影响。但是不冒险又怎么可能重建信任呢？而信任是所有稳定的浪漫关系的基本要素。

有许多人与他们的治疗师谈了几个小时，讲述那些原本应该与伴侣、亲人或孩子讲的事。当然，专业帮助是合法的，也是有用的，但我们这里说的是另一个问题。

个体治疗关系即便修正了来访者的某些个人问题，也会使其对重建（伴侣）关系没有信心，而关系正是痛苦之源。打个比方，如果我们不尝试修补断腿，而是选择用假肢行走，那么断腿就会一直断着！我们深信，如果提出咨询要求的来访者（对关系）有稳定的情感投入，就有必要对这种关系的功能提出质疑，并在咨询过程中朝着这个方向深入探索。只为一方提供帮助总是会危及伴侣双方的利益。个体治疗关系在促进一个人的稳定和成长的同时，也可能拉大了伴侣间的距离。一方进步了，另一方却落后了。常见的情况是，一方接受个体治疗之后，对伴侣关系感到失望而决定分开。然而，在伴侣治疗结束后，如果经过共同工作，双方在成熟度方面仍然存在严重的不平衡，我们仍然会建议进行个体治疗。这种情况一般是指存在严重的心理病理，通常是抑郁性质的问题，在这种情况下，另一方不会因为其伴侣寻求进一步的治疗而感到被遗弃或背叛；否则，在别的情况下，它可能会被视为威胁，或者更糟糕的是，被视为背叛。

# 对伴侣内部资源的评估

## "我们"的力量

在评估一对伴侣的功能时，伴侣治疗师的首要目标是了解组成这对伴侣的两个人，设法把他们放在魔方隐喻中"我们"（we-ness）的那一面。想象他们在魔方上的表现时，治疗师应该问自己："他们在这里吗？两个都在吗？如果都在，他们之间的距离是多远呢？是固定距离还是可变距离？"治疗师可能会发现他们都在，但位置却截然不同。例如，其中一个可能更靠近中心，那是个合理的位置，而另一个则更靠近边缘，靠近底部代表子女的一面，或者处于顶部，靠近代表原生家庭的一面。又或者，他/她可能更偏向于代表其个人生活的外缘，待在那里会让他或她感觉更舒适。另一种可能是，他或她的情形与刚刚描述的一切相反，或者更为不同。

我们已经看到来自魔方其他面的要求是如何影响这对伴侣的两人空间和发展过程的。但是，伴侣双方都有内在的潜能，那就是"**我们**"的力量（strength of we-ness），它可以抵消这些影响。这种力量使伴侣即使分隔两地，也能继续感受到他们是在一起的，因为他们被深厚的情感联结在一起。这种情感的基础是他们可以分享一切，由此建立并不断强化彼此间的情感纽带，并让它日渐持久。"我们"的力量对伴侣生活中的情绪和关系压力是种潜在的解药，因为它允许伴侣相互依赖。这种依赖在情感维度具有一体化特征，让伴侣双方都能感受到被"我们"保护的安心。这同时又能够帮助伴侣建立起相互的信任，它是关系向前发展的不可或缺的要素。相互的信任必须在尊重自己和对方的过程中得以维持，并在亲密关系中相互认可，这是维系这种信任的重要黏合剂。总之，"我们"的力量是一种强大的能量，能强有力地巩固伴侣的共谋关系，使其在面临生理危机和日常逆境时保持无懈可击。

"我们"的强度取决于每对伴侣在建立伴侣关系时所达到的（与原生家庭的）分化水平，但同时伴侣关系本身也确实是一种健康的依赖（healthy dependence）的体验（Andolfi & Mascellani, 2013）。因此，这种相互依赖能够促进伴侣双方的个人发展。我们要始终将伴侣关系视为一个发展阶段，它源于从原有关系分化出来的推动力，而每一种新的情感关系都会在个体身上产生这种推动力。友谊和共谋应被视为伴侣关系的真正黏合剂，使伴侣双方能在价值和精神层面上共同朝着同一方向前进。在重大问题上达成的共识越多，伴侣关系就越牢固。这并不意味着他们必须在生活中精神和哲学层面的所有问题上都完全一致，而是说，在很多不同的方面，伴侣要发展出共谋的关系，以抵消分歧的不利影响。

## 亲密感

亲密感是种既神奇又神秘的状态。你很难定义它是什么样的，但当它存在时，你可以毫无疑问地感受到它，因为它深深影响着情感生活的质量。它产生的前提是两个相爱的人之间最深层次的相互参与。它源于关系中的各种感知，包括身体、性、心理、情感和精神方面的，并在其中不断被加强。这些感知让我们感觉到，无论发生什么，无论自己如何表现，我们都能被对方欣赏和接受。如果我们在一起时有安全感、放松感，能自在地分享我们的感受和所思所想，就意味着我们有了亲密感。脆弱的时候，我们仍然感觉到有力量。深刻的情感上的亲近能够培育情感联结，并带来支持和理解。这种情形可以发生在各种关系中，包括家人和朋友关系，不仅仅是伴侣关系。除了性之外，（人际间的）熟悉感有无数种表现形式。然而，亲密感一直是伴侣关系中的关键因素，在其中起着非常重要的保护作用。大量研究（Kelley, Berscheid, Christense et al., 1983; Hinde, 1995; Cusinato, 1992; Feeney, Noller, Ward, 1998; Sternberg, 2004）都将亲密感视为伴侣关系中的一个重要维度；没有亲密感，就没有伴侣关系。

亲密感的建立可以体现在一系列因素中（Moss & Schwebel, 1993）。除了我们一般认为的彼此亲近，还有双向互动、对彼此深切的了解（包括认知上和身体上的）、能够相互沟通和倾诉，并且懂得用不同的方法表达不同程度的感情。由此看来，亲密感的基本定义包括情感上的亲近感、敞开心扉的感觉和相互认可的感觉。斯卡比尼和奇戈利（Scabini & Cigoli, 2000）发现，伴侣在亲密生活中彼此分享快乐和痛苦的能力，也就是我们所说的**同盟约定的满足感和成就感**（fulfilment and accomplishment of the pact），是他们成功结合的结果，也是一段情感关系带来的最重要的回馈。

伴侣是个情感系统，有自己常规的分化水平，也就是成熟度（Bowen, 1979）。简单地说，我们指的是伴侣之间情感和理智功能的整合程度。具有足够分化水平的伴侣表现出理智和情感的动态平衡性，能够深刻而坦率地表达自己的情感，他们与他人的关系超越了亲密和认同的需要。像与家庭的关系一样，伴侣间亲密关系的增强与个人自主性的增强是紧密相关的，两者相互依存。我们的亲密度取决于能接受分离的程度，反之亦然。而且，确定我们承受（分离的）压力的阈值在哪里，是个秘而不宣的过程，就像有一个隐蔽又精准的气压计。因此，在人际沟通的不同方面，对话的维度是建立和巩固伴侣间亲密关系的真正机会，这种亲密关系源于分享，并在此基础上不断发展。伴侣间良好的亲密关系离不开坦诚的交流和对关系基础的信任。

## 伴侣亲密感中的性

当我们从心理学角度谈论伴侣关系时，很少会用到"激情"这个词。然而，激情却是评估伴侣关系健康状况的有趣参照点。正是这种感觉赋予了爱的概念以非凡的活力，也赋予了性（与"爱"）的一致性。然而，性并不总是亲密感的同义词。今天，人们通常把性交描述为"进行性行为"（having sex）而不是"做爱"（making love）。这绝非偶然。许多性伙伴甚至没想过要成为伴侣并在一起，更没想过要坠入爱河。没有情感上的亲密，他们以心照不宣的约定互相接近，只是通过对方来满足自己的某些欲望，而不进行分享。

在稳定的伴侣关系中，无论是已婚还是同居，性都具有非常重要的特征。一般认为，性只是伴侣关系的一个方面，但性活动在伴侣生命周期中对维系伴侣关系具有重要意义。性是亲密的语言，是伴侣间倾诉自我、共同成长的最佳方式。做爱等同于把钥匙交给别人，让他或她完全进入自己的私密空间，在相互关注、承担责任、充分信任及坦诚地交流情感和体验的过程中，感受与对方的情感联结。因此，卧室可以成为分化的练习室，良好的性行为可以增加伴侣间的共谋，这是真正滋养幸福伴侣关系的养料。在性关系中，我们向对方表达爱和把自己完全奉献给对方的渴望。然而，在这种形式的交流中，对关系的信任程度取决于我们在情感上的独立程度，这样才不会有迷惑对方和迷失自我的风险。总之，性是**关系的一面镜子**（mirror of the relationship）（Schnarch, 1997），是伴侣间最亲密的交流方式。它是种微妙的语言，与伴侣双方的成熟度有关，性行为中的一些看似细微的差别可能具有极为丰富的含义。我们是否会在与对方的亲密中迷失自己，取决于我们感受到自我完整的程度。分化程度越高，自我完整感越强，我们就能在与所爱之人保持更亲密关系的同时不丧失我们作为独立个体的"我是谁"的感觉。反过来说，我们也不能低估随着时间的流逝，性在这段关系中可能发生的变化。如果一段关系中的沟通或分享发生了变化，很可能会反映在伴侣的性生活中。

性生活为伴侣提供了观察和深入了解自己的绝佳机会，同时也让他们了解伴侣关系的质量、需要解决的问题和发展潜力。当性生活有了问题，无论伴侣是否意识到或明确提及这种不安，伴侣关系都会有所反映。但是，如果伴侣双方能够保持性生活的活力和完整性，那么在其他方面的问题很可能也会得到改善，同时他们也会更加尊重对方。换句话说，幸福感和共同体的感觉将远远超越卧室的方寸天地。

## 信任

伴侣在寻求治疗时，往往会说他们发生冲突的原因是缺乏沟通或沟通效果不佳。他们话不多，或者无法相互理解。能够向对方倾诉或被对方倾听是非常重要的。然而，我们也必须提出这样的问题：为什么有时面对那些令人沮丧的事情，我们不会去找最亲近的人，反而更容易向陌生人倾诉呢？为什么有时有些话明明是讲给某些人听的，我们却不愿或者不知道怎么跟他讲呢？亲密关系可能让人感到强烈的恐惧，因为它可能带来痛苦。例如，当对方离开，我们的内心留下了可怕的空虚时；或者，（发现）对方暗地里利用、操纵我们，并辜负我们的投入时。所有这一切都会给我们带来巨大的痛苦，促使我们后退一步或是踟蹰不前，因为在内心深处，我们觉得与对方越接近，受到伤害的风险就越大。

在与最亲近的人的关系中，我们只有在感到足够安全时，才会有坦诚和有效的沟通。当我们表达不同意见，对方难免会感到失望，这可能是需要克服的挑战。然而，我们不能危及关系的持续性——准确地讲是把我们连在一起形成共同的身份认同的归属感。失去这种关系的代价太大，所以如果存在这种风险，最好保持沉默。

　　只有在健康和安全的环境中，伴侣关系中的信任才会产生。在这种环境中，误解、分歧和争吵都可以被表达出来，而不必担心被抛弃。每段伴侣关系都会带来问题和困难。然而，当以开放的心态面对问题时，信任就会与日俱增，变得更加稳固。总之，建立信任意味着无论这段关系中发生了什么，双方都懂得如何去信赖对方。信任是伴侣面对冲突时拥有的最佳工具，让伴侣双方可以坦诚相待。直面冲突，才能解决冲突。此外，每次成功地主动解决冲突后，伴侣之间的信任就会增加，并创造新的成长机会。对一段关系有信任感，意味着我们能清楚地说出我在想什么、我想做什么，能自由地表达自己的感受。

　　对话始终是解决伴侣关系问题的理想办法，但矛盾的是，要进行对话，我们需要信任。不要过度聚焦于对方，而是更多地聚焦于自己。对话的目的不是向伴侣指出他或她做了什么，而是告诉他或她，这种行为给我们带来了什么感受。它帮助对方理解什么让我们感到痛苦。进行对话还意味着懂得如何去倾听对方，不带先入为主的想法或本能反应。懂得如何无条件地信任对方，每个人的想法都可以毫无顾忌地表达出来，这会让我们建立起牢固和有价值的情感纽带，因为它的前提是对自己的信任和对对方的尊重，我们确信对方有能力接受分歧并通过协商达成一致。这并不是那么容易做到的。很多时候，伴侣双方都会隐藏自己内心深处的需求，让对方去想在某些情况下需要说什么或做什么。这种情况下，对自己缺乏信任就会反映在伴侣关系中，表现为我们觉得自己不能提要求或者提了要求对方也听不到。关注伴侣的需求并设法满足他们的需求无疑是正确的，但有时也会出现风险，即需求不断被满足的一方可能会感到有压迫感，而另一方则遭受过度忽视。这两种情况都不可取。

伴侣关系中的信任感与双方如何理解什么是适当程度的个人自由密切相关，它让我们感觉自己是情感纽带的一部分，但不会依赖它。所有这一切都非常重要，因为它意味着无论日常生活中遇到什么困难，我们都会继续选择在一起。相信伴侣可以携手面对困难，这是对成功的互惠关系的理想构想。如果任何情况下都倾向于（对对方）做最坏的预期，则显然是缺乏信任的表现，而对伴侣的信任则意味着总是对他或她深信不疑。如果一方背着另一方行事，信任就不复存在。真相迟早会大白于天下，被背叛的一方也会因此失去对对方的信任。信任一旦被摧毁，就永远无法完全恢复。相反，它将总是被怀疑所累。

## 尊重

尊重是所有健康、牢固的关系的共有特点。人们普遍认为，在恋爱关系中，爱是产生相互满足感的必要因素。然而，现实情况是，只有当爱与尊重并存时，才能产生满足感。爱和尊重是健康和理想关系的两大支柱。相互尊重的关系可以带来诸多良性后果。彼得·格雷（Peter Gray）（Gray, 2012）认为，对于伴侣关系的成功而言，尊重甚至比爱更重要。学会如何相互尊重可以提高伴侣的满意度，提升伴侣间的亲密程度，并在未来的岁月中巩固双方的关系。

在伴侣关系中，尊重可能比爱更难识别。伴侣可能会明确地向对方表达爱意，但这可能实际上是一种经过伪装的明显不尊重对方的方式。对方可能不会注意到，他/她认为被爱高于一切，但从长远来看，这会为将来的灾难埋下伏笔。只表达爱意而不尊重对方的人只想从这段关系中得到好处，而实际上并不会让对方感到幸福。真正体贴的伴侣会尊重对方，将对方视为独立的个体。

在一段关系中愿意做出妥协是对伴侣的尊重，因为一方是在满足另一方的愿望，就像是满足自己。此外，做出妥协还能让一段关系具备灵活性。了解对方，确认他的需求、恐惧和愿望，评估什么对他最重要，这些是培育一段健康的合作关系的关键。当对方向我们倾诉时，尝试去理解对方的观点并倾听他的话，这意味着我们在向对方表明，我们不仅是值得信任的，而且尊重他们作为独立个体的存在，我们有能力支持他们的情绪情感。

除了信任之外，伴侣不试图控制对方的私生活，不干涉对方的每一次社交活动，也是尊重的一种良好表现。知道在对方划定的范围内什么时候该停止，这是对对方作为自主个体的独立性和身份的尊重。此外，尊重对方的伴侣会知道对方不喜欢什么，并会尽量避开。同样，尊重与诚实和真诚是相辅相成的，所以不能说谎，即便是出自善意。例如，尊重伴侣的人不会为了保护对方免于悲伤或愤怒而向他/她隐瞒坏消息，而是会坦诚相告，尊重对方的智慧和决策能力。另一种表示尊重的方式是支持对方实现他/她的目标，无论是生活层面的还是职业层面的。一旦实现了目标，他/她也会感到自豪。对方作为独立个体的发展，以及他们的幸福，都是他/她发自内心珍视的东西。

彼得·格雷简明扼要地指出："尊重就是懂得对方不是你，不是你的延伸，不是你的反射，不是你的玩具，不是你的宠物，不是你的产品。在相互尊重的关系中，你的任务是将对方理解为独特的个体，学会如何将你的需求与他或她的需求结合起来，帮助对方实现他/她想要实现的目标。"戈特曼等（Gottman & Gottman, 2015b）认为，蔑视和缺乏尊重是明确的信号，表明伴侣关系的持续性正处于非常危险的阶段。当伴侣之间出现挖苦、冷嘲热讽、侮辱、刻意忽略、嘲弄和恶意的玩笑时，就意味着他们之间完全缺乏尊重。伴侣关系破裂，一起被粉碎的还有被漠视的那一方的自信心。言语造成的情感创伤，就像被殴打后的瘀痕一样深。在伴侣关系中，尊重永远不应该被置于次要位置。相互尊重的伴侣会平等地与对方"战斗"，倾听对方的观点，理性地回应对方，而不是使用低级手段和身体暴力来攻击对方。

# 4. 伴侣关系中的第三方

伴侣生活对于成年人似乎是最令人满足、最持久的关系维度，也是建立家庭的基础。伴侣关系在生活事件的应对和生命周期的发展过程中不断自我成长和更新。因此，伴侣关系是种强大的二元关系。即便如此，观察伴侣关系的发展并在治疗中提供帮助的最佳方法还是采用三元视角（triadic lens）。许多作者提出，三元关系（triad）是衡量家庭关系的单位，是每个情感系统的结构基础。在此列举最相关的几位：鲍文（Bowen, 1979）、弗拉莫（Framo, 1992）、惠特克（Whitaker, 1989）、沃尔什（Walsh, 1982）、海利（Haley, 1980）、霍夫曼（Hoffman, 1981）、米纽庆（Minuchin, 1974）、斯卡比尼（Scabini, 1985）和安多尔菲（Andolfi, 1979）。就研究而言，我们必须提及伊丽莎白·菲瓦（Elisabeth Fivaz）对**核心三角关系**（primary triangle）的研究（Fivaz-Depeursinge & Corboz-Warnery, 1999）。

如果我们把观察的视角从核心三角关系扩大到三代人之间的三角关系，就会发现每个人都处于复杂的家庭地图中。在其中，通过生活事件的线索，我们可以看到各种行为与当前经历之间的联系，而个体成长过程中不同时空里的各种关系也相互交织（Andolfi, Angelo & De

Nichilo, 1989; Andolfi, 2003; Andolfi, Falcucci, Mascellani et al., 2006）。一旦我们将三元关系作为人类关系研究的单位，对伴侣动力的观察就会与许多学者、治疗师及伴侣精神分析师的观察有着根本的不同，因为他们都以二元关系作为观察视角。我们认为，事实上，在任何重要关系的发展过程中，都会有一个三角框架的情感动力网络被激活。它是被存放于二元关系中的安全阀，尤其是在冲突或恐惧的情境下，起到缓冲过度紧张或焦虑的作用。鲍文对理解这种动力有重要贡献，他认为通过把第三人卷入两人之间的关系，可以缓解两人之间的情绪张力。"临床实践证明，充满压力的两人系统，如果被放进三人系统中（拉第三人进来），两人中的一方保持情感疏离，这样的话压力就会自动被缓解。"（Bowen, 1979, p.48）

在理想的伴侣关系中，焦虑不会太急迫，冲突不会太突出，外部条件也很有利，伴侣之间的情感起伏和流动是积极和令人安心的。然而，即使在最好的条件下，人际关系也不容易长期保持理想状态，主要是因为两人关系本身就不够稳定，其次它容易受到外部力量和情绪压力的干扰。我们已经看到，在一对伴侣的生命周期中，他们会面临各种重大的动荡时刻。因此，我们很容易意识到，鲍文所描述的三角关系，或者说"在面临强烈焦虑或恐惧张力的两人关系中引入第三人以缓解关系"这种保护现象，有可能实际上会变成一种病理现象。我们只需想想**违逆型三元关系**（Haley, 1969）的概念，即儿童被迫以隐蔽或公开的方式与父母中的一方联合起来对抗另一方，以及米纽庆（Minuchin, 1974）所描述的不同类型的**僵化的三元关系**。我们可以将这一观点延伸至**关系性煽动和欺骗**的概念（Selvini Palazzoli, Cirillo, Sorrentino, 1988），这些概念与儿童严重心理病理的产生有关。最后，我们可以参考子女**亲职化**（parentification）这种非常常见的、功能失调的三角模式（Minuchin, 1974; Selvini Palazzoli, Cirillo, Sorrentino, 1988; Andolfi, Falcucci, Mascellani et al., 2007）。在这种情况下，由于父母一方或双方没有能力履行亲职功能，孩子就替代他们变成（父母一方或双方的）照顾者，导致儿童背上了成年人的责任重担。在多年的临床实践中，我们发现这种角色倒置必然涉及对儿童的情感虐待，若长此以往，可能会影响儿童的健康成长，并导致严重的心身问题和人际关系问题（Andolfi, 2017）。

以上描述了两人关系中第三方的保护性和病理性方面，现在我们反过来看看积极的三角化（positive triangulation）有利于伴侣关系的成长和延续的部分。在这种情况下，第三方（可以是孩子、父母、兄弟姐妹或朋友）扮演了关系性资源的激活者，并使个人和伴侣关系都更成熟。共同抚养孩子不仅保障了孩子需要的爱与关怀，也是独特的促进伴侣关系的机会。正是因为孩子的存在，伴侣间的冲突和意见分歧更有可能得以调和，彼此的亲密度和相互了解也得以增进。通常情况下，无论是年幼的还是青春期的孩子，通过孩子的声音、微笑和行为，两个成年人都能更深入地了解对方，更好地倾听对方。父母或同胞的温言细语可以对伴侣关系产生积极的影响，哪怕是在他们有明显冲突和意见分歧的情况下。在家庭关系中，一个简单的"**不**"往往比说了很多遍的"**是**"反映了更丰富的意义和更深层的思考。正是因为深信第三方是两人关系中的重要资源，所以我们在伴侣治疗中邀请对双方成长都很重要的第三方，无论是子女、父母、兄弟姐妹还是朋友，让他们以顾问的身份加入进来。

# 背　叛

在和谐伴侣的情感交流中，如果有卷入的第三方，那么他们之间通常会呈现积极的三角化模式。这是在伴侣的情感流动中自然存在的关系性动力，它并不构成威胁；相反，它有利于维系同盟约定并促进"我们"这个共同体的发展。但是，如果伴侣正面临伴侣生命周期的重要转折或负性生活事件，亲密关系因此受到考验，这时第三方的存在总是会给伴侣带来风险。伴侣的危机往往始于亲密约定没有得到发展或者不够现实。通常情况下，伴侣意识不到这一点，因为两者之间深层的相互依存关系是下意识的。然而，他们能感觉到彼此之间的不安、失望和困惑在与日俱增。这时，他们必须找到方法和投入时间，来认识到危机的存在并正视它。如果做不到，将第三方卷入消极三角关系的风险将极大增加，各种形式的欺骗也可能由此产生，或轻或重，或激烈或温和。

在冲突频发、自我分化程度低、结合之初就存在关系扭曲的伴侣中，双方的联结方式是不平衡的。因此，在令人失望或陷入僵局的关系中，第三方的介入可能具有补偿的目的，因为在这种关系中，双方几乎没有相互信任，完全缺乏尊重。同理，对于被认为有过错或无法满足伴侣需要的一方，它也暗含了惩罚的意味。在这种情况下，第三方与伴侣中的一方结成联盟，暗中破坏（伴侣的）亲密约定，损害另一方的利益。我们已经发现伴侣关系中有各种类型的欺骗，在此将深入探讨其中一二。

## 情人是对伴侣亲密关系的严重伤害

伴侣治疗常常始于外遇被发现。情人一旦曝光，就会带给一直被欺瞒的一方最痛苦的创伤，因为它破坏了伴侣间的亲密，瞬间摧毁了情感依恋最基本的要素之一——信任。出轨的一方则往往会产生深深的负罪感。如果说亲密约定是建立在伴侣双方无意识的联结的基础之上，那么与之相对的正式约定则是有意识的对对方的承诺，同时也是对于个人选择与对方一起结成联盟的承诺。而且，正式约定还有向外人公开的成分，向世人确认他们的伴侣身份，保障伴侣关系的稳定性、可靠性和正当性。

在治疗过程中，我们最常听到被出轨的伴侣发出这样的感叹："我问自己，跟我结婚的这个人到底是谁？"他们突然感觉自己不认识对方了，这个人曾经许诺要彼此忠诚，现在却当着全世界的面羞辱自己。这种羞辱对于那些自尊水平本就不高的人来说，足以摧毁他的自我概念。在这种情况下，被出轨的一方很难专注分析究竟两人间出现了什么问题而导致对方出轨。相反，责怪对方要容易得多，或者指责第三者是小偷、入侵者，不应该诱惑自己的伴侣。

## 寂静中的声音

皮诺和珍妮分别为45岁和43岁，是两位专业人士。两人都相貌端庄、衣着整洁、举止友善。他们来治疗的原因是，珍妮发现丈夫在过去三年里一直与另一个城市的一位女性有婚外情，而经常借出差之名去那里。皮诺说这段关系只是一时的放纵，几个月前就已经结束了。但珍妮对所发生的事感到心碎，她说不知道自己是否还能从被背叛的痛苦中缓过来，因为对她来说，所有的信任都已经丧失了。对珍妮而言，发现婚外情带来的打击是毁灭性的，她的世界崩溃了，尤其是因为过去三年来，她和丈夫一直在尝试通过医学辅助手段怀孕。他们试了很多次，但都没有成功。令珍妮无法忍受的是，就在她最近一次接受人工授精的时候，皮诺正在和他的情人度假。这对伴侣在一起已经十多年，结婚也有八年了。从结婚起，珍妮就一直想要孩子，但她从未向皮诺提出过，而是希望等到他也想要孩子时再要。多年来，他们就默默地在单调、乏味的相处和平淡的性生活中过日子，从未正视过自己的不满。

珍妮出生在一个北欧国家，是个从未给家人带来任何麻烦的女儿；而她的兄弟由于早年出现的各种生理和心理问题，一直是父母关注的焦点。珍妮在原生家庭中默默长大，在家人眼中，她是成功的孩子：学习成绩好，工作出色，总是无可挑剔。来到意大利读大学后，珍妮决定留下来，她在这里遇到了皮诺并嫁给了他。如今，珍妮仍与原生家庭保持联系，每年都会去看他们几次。不过，她与他们的交流很少，尤其是关于她个人的事情。例如，父母不知道她正在寻求医学辅助手段以怀孕，显然，他们也不可能知道珍妮目前正遭遇什么，因为"我不能让他们伤心。现在他们终于高兴了，因为我兄弟给他们生了两个孙子！"

皮诺是一个中产家庭的独生子，继承了父亲的事业。父亲是成功人士，因慷慨和正直而深受大家的爱戴，是家庭和社会中的闪耀明星。皮诺的父亲在年轻时就与他的父母闹翻了，因为他决意娶一个没有父亲、需要帮助的年轻女子为妻，从那时起，皮诺的父亲就一直将他对爱和认可的需求完全倾注在新家庭中。他的新家庭的故事充满了团结、和谐与尊重，与原生家庭形成了鲜明的对比。四年前的一晚，皮诺的父亲因心脏病猝然去世。他因此遭受了巨大的痛苦，但很快就把痛苦抛在了脑后，因为他觉得自己有责任支撑住其他的家人，他认为他们难以承受这个巨大的丧失。实际上，在随后的日子里，他惊讶地发现母亲比他想象的要坚强和独立得多，她和他的姐妹完全有能力应对一切需要面对的事情。

在公公去世后不久，厌倦了等待的珍妮向皮诺坦白想要一个孩子。皮诺同意了。这是他一贯的风格。但不幸的是，他的生理状况已经过了最佳阶段。他们没得到预期结果。珍妮对于皮诺拖了太久才准备好养育孩子感到失望和愤怒，她提醒他要履行自己的职责，于是他们决定尝试医学辅助手段。皮诺再次同意了，但同时开始了他的婚外情。皮诺的出轨在这一切中意味着什么？是为了报复女性角色对他的无声剥削，重新找回失去的青春期吗？有可能。皮诺完全没有体验过无忧无虑的青年时代，总是在迎合母亲的期望和满足需要认可的父亲。实际上，父亲去世这件事让他发现母亲一直在用沉默愚弄他。珍妮的沉默也是一样的，多年来她一直隐藏着无法给自己父母一个孙辈的愤怒，直到最后被两人察觉到。对皮诺来说，这些沉默都是在说："女人从不会说清楚，她们并不需要我！"

并不是所有的伴侣都能够处理好外遇造成的巨大伤害。在伴侣的亲密关系中，情人的存在会造成永远无法愈合的伤口。不过，即使在这种情况下，如果伴侣之间感情深厚，伴侣关系在基础层面也足够美满和稳定，那么就还是有可能将危机转为契机、及时重建更深厚的亲密关系、发展新的相处技能以加强相互的支持。

我们的临床经验已经能够证实，情人的存在并非必然导致伴侣关系的创伤性终结。在某些情况下，它可能就像"路途中的颠簸"，是亲密关系中的一个伤口；如果伴侣能够正视"彼此关系中的信任和亲密已经严重受损"这一现实，懂得抓住机会进行更深层次的沟通，伤口是有可能被治愈的。"结束一段关系以开始另一段关系"与"维持一段秘密关系"大不相同。在后者中，新的关系会为伴侣关系带来动荡，而这往往是出轨方无意识中想要的。许多生活在隐秘的不满情绪中的伴侣，已经放弃了彼此间的亲密性，以可预见的、一成不变的生活方式继续维系着他们的关系。在这种情况下，突然出现的情人可能不仅代表了出轨方想要分手的愿望，也可能表达了他/她想要打破目前濒临绝路、毫无生机的伴侣关系模式，他/她没法用其他方式表达出来，而对方也无法意识到这一点。若是这种情况，如果伴侣愿意，治疗师陪伴他们完成真正的、适当的哀悼（告别旧的关系），并协助建立新的、更稳固的关系，将是非常有用的。


## 孩子的出现是伴侣关系中的不稳定因素


孩子的出生是对伴侣感情的第一次考验，因为毫无疑问他们需要调整伴侣关系，为照顾孩子腾出空间。伴侣双方需要有灵活性，才能适应新的情感系统带来的不稳定。此外，新生命的到来还涉及整个三代家庭中新角色的诞生，如成为母亲、父亲、祖父、祖母、叔叔、姑姑等。一系列新的三角关系也由此形成，伴侣的一方或者双方都会卷入其中，感受到来自各个方向的力量的拉扯。新生儿的出生对于整个家庭，以及伴侣双方原生家庭的传统和价值观都具有重要的情感意义，但同时也可能会带来不稳定因素。对于和睦的伴侣来说，孩子的到来可以增进伴侣间的感情，是他们共同生活发展的一部分。然而，对于失衡的伴侣来说，孩子的到来可能会成为"定时炸弹"，因为孩子可能会成为他们争夺爱和关注的对手。

▶ *两个孩子的母亲*

克里斯蒂娜和法比奥今年都四十多岁，结婚才三年，有个一岁大的儿子。他们因为彼此关系不睦而进行伴侣治疗，克里斯蒂娜怀疑法比奥有其他的情人。克里斯蒂娜一直非常依赖自己的原生家庭，而法比奥则断绝了与原生家庭的情感联系，似乎他最终在太太这里和在她的原生家庭中得到了自己作为儿子的身份认可。由于两人都未能成功地从各自的原生家庭中分离出来，这导致夫妻之间的关系出现了扭曲。儿子出生后，他们的关系更扭曲了。在成为父亲之前，法比奥与妻子的关系就像一对母子，他是那个儿子。儿子出生后，法比奥把自己放在了与孩子同等的位置上，就好像他是争夺母亲宠爱的哥哥一样。克里斯蒂娜终于有了自己的孩子，她不再想在伴侣关系中扮演以前的角色。实际上，她强烈要求丈夫能承担起父亲的角色和责任。妻子对自己的关注被儿子所取代，这让法比奥感到被背叛，他把儿子视为妻子的"情人"，并可能用出轨来反击这种被抛弃的体验。

▶ 我的生活，我的快乐

弗朗切斯科和伊莎贝拉有个两岁的女儿玛丽亚·索莱，两人婚后不久她就出生了。弗朗切斯科向我们寻求帮助，因为玛丽亚·索莱一出生，他们的伴侣生活似乎就完全结束了。在玛丽亚出生前，他们会与朋友聚会、外出，有自己的时间。但在玛丽亚出生后，日常生活就完全围绕着她的需求展开，伊莎贝拉拒绝让祖父母照顾玛丽亚，即使祖父母有能力照顾孙女。与之相对，她在工作时会雇一个保姆照顾孩子。玛丽亚晚上和父母睡在一起，这种情况已经有一段时间了。

伊莎贝拉与父母的关系一直都是这样，从她的角度来看，父母几乎不存在。她从未感受到父母对她真正的关心，当然也无法与他们对妹妹的关心相提并论，因为妹妹一直需要照顾。伊莎贝拉很快就长大了。事实上，她否认了自己对依赖的需求，与外界交往时自主性非常强，这让大家觉得其实她不需要别人。就这样，她遇到了弗朗西斯科。弗朗西斯科是家里三个孩子中最小的那个，父母总是很赞赏他的个人能力，让他感到自己是个值得骄傲的好儿子。

让弗朗切斯科着迷的正是伊莎贝拉的自主性，因为她不会对自己有太多的情感关怀方面的要求。伊莎贝拉不像他母亲那样依赖他，这让他有更多的自由时间用于自己和两人的关系。这一切持续到玛丽亚的到来，女儿用自己的光芒照亮了伊莎贝拉的生活，终于让她感觉到自己对某个人来说是重要的。她与女儿之间炽热的、血脉相连的关系对她来说是永恒的，弥补了她从未拥有过并且放弃争取的一切。弗朗切斯科没有女儿那么永恒，可以先不用管。

# 作为入侵者的原生家庭

　　如果伴侣中的一方与其原生家庭之间没有清晰的界限，那么原生家庭的某些成员可能会成为伴侣关系中最隐蔽的麻烦因素之一。在这种情况下，伴侣关系的扭曲最常见的后果可能是：仍与原生家庭纠缠的那一方与他们维持着消极的三角关系，从而无法与自己的伴侣一起实现伴侣生命周期的顺利发展。我们将再把第2章中讨论过的保罗和塞雷内拉的故事拿出来作示范。

　　塞雷内拉从小就与父亲有着特殊的关系，是父亲最疼爱的女儿。而且，塞雷内拉不像他的妻子，妻子是个神秘而疏远的女人，而塞雷内拉对父亲来说是他生命中唯一懂得去珍惜他的女性，她赞赏并追随了他的许多选择，无论是职业还是兴趣爱好。实际上，塞雷内拉的行为除了让她获得与父母的亲密感，至少拥有慈爱、慷慨的父亲，同时也满足了父母隐秘的需要，弥补了父亲对伴侣关系的失望。塞雷内拉严重卷入了父母之间的关系，她一直取代了母亲的位置，代理着"父亲的未婚妻"的角色。时至今日，她依然如此。父亲始终是她心中最无可取代的男性形象，是她遇到的任何其他男性都无法企及的传奇人物。显然，只要塞雷内拉无法与父亲"离婚"，她也就无法真正嫁给其他人。

　　▶ 小心，你这样会失去他的

弗洛拉和盖塔诺是一对五十多岁的夫妇，有两个十几岁的儿子。

盖塔诺是个商人，弗洛拉则为了婚姻而辞职做了全职主妇，并从此一心扑在家庭上。他们住在一个小城市，在当地很有名望。盖塔诺的弟弟提出治疗要求，说他非常担心这对夫妻目前的处境。他们激烈争吵，他担心他们会分开。他还说，他很担心盖塔诺的抑郁症。他想为他们预约治疗，后来同意了等他们自己直接来电话预约。

盖塔诺的性格暴躁、易怒，是母亲最宠爱的儿子，母亲一直认为他是家中最出色的。他最有天赋、最英俊、最聪明，直到今天，他还在千方百计地拉开与母亲间的距离，因为他生怕让母亲失望。不堪重负的**假性自体**（false self）迫使他无数次地封闭自己，甚至想过用自杀作为摆脱这种纠缠不清的关系的唯一出路，尤其是在他的生意不如从前的时候。他总是对妻子不忠，或许也是希望逃离她。

相反，弗洛拉是出生在相对普通家庭（相较于丈夫的家庭而言）的长女，是个非常开放的人。作为模范女儿，她一直努力维持着父母的关系。但在三十岁时，她不得不接受失败的结果：她的父母法定分居了。就在这个时候，她未来丈夫的家庭向她敞开了大门，她欣然接受了这位处于艰难中的儿子（她未来的丈夫）交付给她的委托。弗洛拉一直感到有责任扮演重要的角色，让丈夫与其原生家庭保持亲密的状态，她觉得自己应该且能够做到，因此每天忙着调解丈夫和他家人之间的关系，完全放弃了妻子的角色。她选择的婚纱对他的家人来说太朴素了，所以被巧妙地换掉了。在第一个儿子出生后，她的体重一直在增加，婆婆不断警告她，在电话里悄悄地对她说："小心，你这样会失去他的！"随着逐渐成熟，她对于丈夫对自己的无视及他的出轨行为感到怨恨。她得到了小叔子的支持，小叔子尽全力安抚她，让她不至于情绪大爆发。如今，只有通过治疗，弗洛拉才能了解自己真正的痛苦，那些她一直感受到却始终被否认的痛苦；她自欺欺人地认为，只要"敞开大门"，她就不会再感到孤独。

## 当工作成为"合法"情人

当伴侣关系空虚或缺乏信任时，工作可能会象征性地成为"合法"的情人。伴侣很容易接受对方花在工作上的时间比在家里的多，不会感到被背叛。实际上，工作带来的满足感可能会成为抗抑郁剂，用来治疗伴侣间最糟糕的不满情绪。如果一方拥有自己热爱或投入的工作，并将其作为幸福和快乐的主要来源，那么这种（伴侣关系的）风险就会大大增加。在这种情况下，伴侣双方对彼此的要求减少，他们可能会误读自己感受到的亲密感缺失和孤独感。在我们看来，工作可以被视为另一种出轨的方式。被出轨的伴侣可能会抱怨自己被抛弃，但通常会被（对方）忽视。他或她可能会接受现状，因为改变伴侣间当前不尽如人意的平衡状态的可能性很有限。或者，他们也可能会通过对子女的过度投入或婚外情来反击这种出轨。

## 欺骗自己：自欺欺人

在众多类型的欺骗行为中，自我欺骗可能是最严重、最危险的一种，因为一旦被戳破，就会引起深深的痛苦。这种痛苦与经历一些重大丧失时体验到的深切的哀伤类似。霍尼（Horney, 1950）在提出**理想化自我**和**被蔑视的自我**这两个概念时指出，为了发展出真正的自我，让我们成为真实的人，我们经常会在两个极端之间转换。一方面是理想化自我（idealised self），表现为自大；另一方面是被蔑视的自我（despised self），表现为觉得自己不值得。温尼科特（Winnicott, 1965）将真实自体（true self）描述为我们真实情感和欲望的代表，而假性自体（false self）则是我们为了生存和被接纳而从童年开始就压抑和推开的情感。在我们觉得自己不够好，不能被别人接受时，就戴上面具隐藏真实的自己，这是最糟糕的自我欺骗方式。

我们在之前的论著中已经讨论过自我欺骗的概念（Andolfi, Angelo, D'Atena, 2001；Andolfi, Falcucci, Mascellani et al., 2006）。这是一种狡猾的欺骗形式，因为它是建立在自愿和有意识的行为基础上的，这些行为导致一个人多年来选择隐藏自己的真实面目。以下节选自一位女士在结束一次长程治疗时写给安多尔菲（Andolfi）的一封信：

确实，了解常伴随着痛苦，尤其是对那些必须承认自己曾任由他人侵入领地、遗忘自己的生活的人来说。这是一种最为严重、不可宽恕、无法弥补的背叛形式，不仅仅是对自己的背叛，也是对孩子的背叛。

我可以说……我不知道。但这不正是问题所在吗？不想要知道、不想去理解不言自明的事实？

而且不去面对事实，如此长时间、如此荒唐地欺骗自己，让身心都付出巨大的痛苦代价，对每个人来说都是如此。当我停下来，想到我曾经差点让自己的生活如此盲目、失控地一直走到生命终点，我就感到不寒而栗，对治疗的感激之情也因此与日俱增。

这些话似乎在证实，最糟糕的欺骗是对自己的欺骗，而这种欺骗往往被否认，从不被承认。"我不知道，我没看见，我不明白"这种说法是错误的。当欺骗的存在让人难以承受时，人们会否认它，并建立起虚假的现实，在这个现实中，我们并不是自己所认为的那样。因此，我们必须问自己，改变会在何时发生，会以什么样的方式发生；无论是在个人生活中，还是在心理学和心理治疗学科发展的理论中，这都是深奥的课题。其根本问题是："**为什么人们在保持了三十年如一日的状态后，能够在短短几分钟内发生改变？**"临床经验似乎证明，改变可以在瞬间发生。问题在于，要达到那一刻，需要经历多年的精神折磨和痛苦，因为做出改变远比继续困囿于漫长的、不快乐的状态要可怕得多，在经年累月，后者已经让我们非常熟悉。

维拉和鲁贝托（Vella & Ruberto, 1980）对恶意（bad faith）关系的描述与这里所说的自我欺骗非常类似。在这种情况下，欺骗关系到的不是个人，而是伴侣双方，他们放弃了基于真实性的关系，有意打算以另一种不真实的样子与对方在一起。此时，伴侣关系往往会呈现出非常戏剧化的特点，即互相保护的循环模式。伴侣之间越是互相保护，就越是剥夺了他们触碰彼此的真实世界的可能性。伴侣为了不破坏关系，害怕失去纽带和/或害怕孤独，往往最终选择不向对方坦诚相告自己如何看自己、如何看对方。孤独本身也许并不是那么可怕的选择，但有时孤身一人会让我们非常害怕，因为它迫使我们问自己："我是谁？"

# 5.寻求帮助

　　一般来说，伴侣并不会在关系出现问题之初就寻求治疗。相反，他们会在困境中坚持一段时间，尽力尝试自行解决问题。只有少数人会在危机出现的第一时间寻求专业帮助。还有一些人认为，只有当他们觉得无法再自行解决问题时，才有必要接受治疗。传统观念、正规教育和保守的态度往往会阻碍伴侣意识到求助的必要性。老话说"家丑不可外扬"，而伴侣间的问题可能就是最难堪的家丑。即使问题与其中一位无关，大家对有关性和婚外情话题的偏见也会对双方都造成伤害。另一个不可低估的因素是，伴侣双方都害怕被各自的家人评判。这种恐惧对于伴侣双方是个沉重的压力。大家都假定他们应该有和谐的关系，好像他们应该要忍受折磨，不仅因为是他们个人或者两人之间的关系问题导致的这一切，而且这还给他们的原生家庭带来痛苦。还必须补充的是，人们担心求助可能会导致家庭破裂，而实际上，在冲突爆发的那一刻，这种担忧就已经存在了。

　　我们认为，上述所有情况都不利于伴侣在遭遇关系危机的关键时刻直接、明确地选择伴侣治疗。通常情况下，如果一方在关系中感受不愉快，就会选择更易行的个体治疗方式，或者双方一直等到他们之间的紧张关系导致症状在他们的孩子身上爆发（才会寻求伴侣治疗）。另一方面，无论是在家庭内部还是在整个社会中，为儿童或青春期的子女寻求帮助更容易被接受。这种延迟寻求专业帮助的现象与社会和伴侣双方对男女性别的某些刻板印象有关。很久以前，我们曾研究过与伴侣关系困难有关的来访者的求助行为方式（Andolfi, 1996）。即便在当时，也普遍是女性发起行动，打电话为两人预约伴侣咨询；而男性则倾向于推脱，或者即使跟着妻子一起来，也宣称只是为了让她高兴，如果由他决定的话，他绝对不会做这个安排。经验告诉我们，即使在今天，在大多数情况下，女性仍然是专业伴侣治疗的求助者。不过，在过去几年中，男性要求服务的数量也在稳步增加，尤其是青春期孩子的父亲，或者是年纪稍长，较为成熟的丈夫（Andolfi & Mascellani, 2012）。这些男士打电话给我们，几乎都是因为他们的妻子不希望家庭陷入关系破裂的危机。我们必须认识到，夫妻间出现的困难并不一定会同时被伴侣以同样的方式注意到。对于我们提出的问题——你们之间的问题是从什么时候开始的，双方的回答往往非常不同。例如，一方可能会说危机是在三四个月前开始的，而另一方可能会说问题在四五年前就开始了。显然，这些初始信息对治疗师来说相当重要，治疗师必须首先了解伴侣双方不同的看法和隐含的期望，以平衡他们开始改变的动机。

　　另一个相关的考虑因素是评估这对伴侣是怎么进入专业服务的。是夫妻双方还是其中一方自主选择的结果？是谁建议他们这样做的？或者，他们是不是被迫来接受服务，而不是自己选择的？在这些具体的情境中，案例来源的不同类型可以让治疗师了解他们来到这里时抱有什么样的期望。例如，如果一对伴侣因社会服务机构或法院介入而被强制接受治疗，我们不难想象，这对伴侣对治疗可能没什么期望，也没有什么真正的动机来改变他们的关系。因此，治疗师的首要目标就是将被迫的选择转化为他们想要的选择。然而，当一对伴侣主动寻求治疗时，最初转介的原因就没有那么重要。

如果这对夫妇是被建议来求助的，那么确认是谁的建议就很重要。如果是亲戚或朋友，了解这个人在伴侣生活或大家庭中的角色和作用会很有帮助。如果建议来自一方的个人心理治疗师或精神科医生，抑或是家庭医生，情况就不同了。在这种情况下，转介前应对问题进行专业评估，并且即使伴侣双方同意参与初次咨询，也不一定意味着他们的看法完全达成一致。还有一些情况是，伴侣经由一些了解我们的人的推荐来找我们，这些人曾在我们这里接受治疗，并取得了良好的效果。很明显，推荐者对结果的预期会影响伴侣的动机。我们有必要了解这种预期会如何影响治疗。换句话说，这种期望是会对伴侣产生"被动"影响，让伴侣"坐等治疗师来解决问题"，还是相反地会激励两人积极参与治疗？最后，许多伴侣会在网上搜索某个专业人员的信息后再寻求治疗。这种情况的有趣之处在于，了解一个人是怎么做到相信一个陌生人来帮自己处理人生困境的，即便这个陌生人有良好的资历。

# 建立共同的动机

## 动因（motives）和动机（motivation）

　　很少有一对伴侣在见我们之初就已经对要如何进行治疗有明确的共识，或者一致的计划。要么其中一方感到不快乐，要么他们关心的是自己不开心的孩子，或者是一方希望挽救这段关系而另一方希望结束，等等。关于他们之间为何会出现问题，我们发现55%的伴侣意见不一致，26%的伴侣意见一致，19%的伴侣则给出了含糊不清的回答（Andolfi & Mascellani, 2012）。

　　如果一方是被另一方带来治疗的，那么双方在开始时对于"为何要来咨询"的解释几乎总是不一样的。把伴侣拉来治疗的一方可能意识到这段关系需要帮助，或者借助"治疗有问题的伴侣"这个设置——在这种情况下，伴侣就成了"指定病人"。提出要治疗的一方暗含的目的是要改变有问题的伴侣，因为对方无法与自己发展令人满意的伴侣关系，如果对方还有既往精神病史的话，他/她就会更坚信这一点。尤其是当一对伴侣因外遇而陷入关系危机的时候，被背叛的伴侣会隐晦地要求治疗师扮演法官的角色，判定对方的罪责并下达惩罚。治疗师决不能迎合这样的要求，要确保伴侣双方都能真正投入解决他们的问题。

　　还有一些伴侣已经意识到他们的关系已经彻底结束，但又无法直面分离。这时，他们对治疗隐含的要求就是帮助他们面对关系的终结，并作为共同养育者妥善处理与子女的关系。尽管在这些情况下他们可能有其他的动机夹杂其中，但处理因关系终结而带来的困难和痛苦必然是工作内容之一。

即使在那些看似比较平衡，伴侣双方都确认希望改善彼此关系的情况下，他们的隐含目标也有可能大相径庭。例如，一方可能希望挽救这段关系，而另一方则可能希望通过治疗帮助他们以"体面的方式"分开，不要有过多的动荡和痛苦——可能是担心如果处理不好，（自己）会遭到某种报复，尤其是在经济和子女方面。有时，一方在情感上的疏远可能隐藏着一种含蓄的期待，即委托治疗师处理不可避免的分离问题，向另一方透露他或她不想听到的消息。

▶ 请你告诉他，拜托！

吉安弗兰科和西尔维娅结婚三十多年，育有四个年轻成年子女，他们来治疗是因为吉安弗兰科的婚外情被发现后，夫妻关系陷入危机。实际上多年来吉安弗兰科曾多次出轨，西尔维娅都"原谅"了他。她是个有责任心、愿意息事宁人的女人。她幼年丧母，并从此承担起照顾五个弟弟妹妹的责任，她显然敢于应对生活中的各种不幸。西尔维娅接受了大约一年的个体心理治疗，这一次她不再愿意原谅，而是痛苦但坚决地要求吉安弗兰科离开这个家。西尔维娅为既成事实的分居感到深切的哀恸，她似乎并不打算申请法定分居。而吉安弗兰科立即找到了相当舒适的住所，过着与"私人"朋友聚会的平静生活。除此之外，他的婚外情似乎并没有结束。

吉安弗兰科提出来要做婚姻治疗。在仔细寻找"适合他"的治疗师之后，吉安弗兰科拨通了电话，明确要求进行治疗以安抚他的妻子——"他深爱的终身伴侣"。令人印象深刻的是，比起婚姻问题，他更多地谈到了自己的孩子，强调了孩子是如何效仿父亲，在学业和事业上都取得了优异的成绩。

从第一次咨询开始，我们就发现这些孩子是始终与他们的母亲站在一边的，因为在完全了解整件事的来龙去脉后，他们觉得自己必须支持母亲。另一方面，他们的母亲向孩子、双方的家庭和共同的朋友"透露"了丈夫有外遇的消息，明确要求他们"敲打"一下他，因为是他的行径造成了她的痛苦，并可能给家庭带来的灾难。

西尔维娅当下就接受了吉安弗兰科的婚姻治疗提议，她对治疗师也抱有同样的期望，那就是她能得到支持，而她不忠的丈夫被"治疗"，改掉这个反复发作的毛病。这一点是显而易见的，但吉安弗兰科为什么想要接受治疗就可能不那么清楚。他总是对妻子不忠，却没有离开她，这让他在妻子面前找到了一种男人的存在方式，而不是除了他们的孩子之外的（妻子的）另一个孩子。然而，他意识到每个人都不支持他，他必须要找到一个盟友，帮他表达对婚姻生活的长期不满，并为不可避免的分离找到合理的理由，这将使他再次逃避责任而不必面对后果。

在这种情况下，建立共同的治疗动机似乎不太可能；治疗师可能会做出决定，由于当下基本条件不具备，治疗无法成功，所以不打算进行治疗。明确做出这种评价可能会成为一种重要的刺激因素，促使这对夫妇反思他们真正想改变的是什么。一对伴侣在寻求治疗时的最佳状态，是双方都决心在专业人员的帮助下直面关系中的危机，因为他们希望解决他们之间的冲突，而冲突往往已经持续了一段时间。然而，即使在这种情况下，我们也常常不得不面对一些不切实际的期望。就像修理坏掉的玩具，伴侣要求能修复到像过去一样。他们想要回去，而我们只能为他们提供向前的可能性。

每位伴侣来找我们的不同原因就像是他们的拜访贴，我们必须接受，因为这些都是最初的原材料，要通过联结过程转化为最终产品。允许伴侣之间存在不公平或不和谐的动机，而不偏袒任何一方，尽一切努力平衡它们并激发共同的动机，是建立治疗系统的首要目标。在这样的系统中，治疗联盟得以形成和巩固，这是各种形式的治疗得以启动的必要前提。

## 联结过程

个体治疗中，治疗联盟显然是由求助者与治疗师之间的二元互动形成的；伴侣治疗则不同，情况更复杂一些。从首次会谈开始，治疗师就必须致力于与伴侣建立信任关系，很明显，在面对两个人的时候，有必要建立双重的联盟关系。与家庭工作时一样，在与伴侣一起工作时，采用三元关系的视角是理解的基础。治疗师不能与某一方建立紧密的二元关系，而是要尽可能多地建立联盟，通过与其中一方的关系促使另一方也参与进来。建立治疗联盟的第一步是治疗师要持续关注，以确保治疗过程中的每位参与者（包括治疗师在内），都对治疗过程中发生的事情或所说的话保持兴趣。打个比方来说，就是每位参与者都应始终感到自己"参与了比赛，而不是坐在替补席上"。这种兴趣一方面是建立动机的第一块基石，反过来又会成为他们继续治疗的动机。即便双方都希望继续见我们，他们向我们求助的原因也可能仍然有不同。治疗师被选择并不是因为他支持任何一方，而是因为他有能力接受每一方带来的不同的"现实"，而这些差异也恰是伴侣危机的根源。治疗师必须与这些差异建立联盟，与伴侣及构成伴侣的两个个体一起寻找应对这些差异的资源。

共同的治疗动机一旦建立，就必须在治疗过程中加以培养，因为它是关系性的基础，在一节又一节的治疗中，不停滋养治疗联盟。每位伴侣都必须在治疗过程中感受到他们是为了自己而来，而不仅仅是为了对方。当一个家庭因孩子的症状寻求帮助时，与这个家庭结盟的过程会让家庭立即在会谈中达成某种程度的一致。家庭聚焦问题，将其委托给治疗师去处理，因为在这些情况下，往往还会有另一位专业人士参与。即使家庭中的不同成员在问题的性质和应采取的解决方案上意见不一，但团体的动机还是会集中于个人的问题上。但是，如何才能与一对伴侣建立联盟，从而将竞争和分歧转化为治疗中的积极合作和真正信任呢？此外，作为治疗师，我们又如何才能避免陷入站队其中一方，只听取一方缘由的风险中呢？

我们不能把自己变成由我们和这对伴侣组成的"三角形的第三个角"，而是必须通过不停地跳入和跳出他们的互动，扮演穿针引线的角色，展现出伴侣双方各自原生家庭中的代际关系，以及多代关系中呈现出的家族系统的布局和结构。几年前，安多尔菲和安杰洛（Angelo）曾指出：

> 通过他/她谈论自己的三代原生家庭的特定方式，每个人都会呈现为一个复杂的实体，充满了矛盾和冲突。然而，这对于治疗师来说，正是捕捉其当前行为和个人经历及过去未满足的需求之间的隐含联系，理解其内心世界的重要因素（Andolfi, Angelo & De Nichilo,

1989, p38 )。

让自己扮演每个伴侣与他们个人史中重要的人和事之间的联结者,是治疗师的一种有效的策略。这样便能避免在治疗中陷入由伴侣的每一方和治疗师构成的横向三角关系中,而这对伴侣间的关系发展没有任何意义。这样做有利于建立对"现实"的新解读,激发伴侣的好奇心,因此为他们对于自己的和对对方的僵化印象增加一些灵活性。"从一开始就这样做"有立竿见影的好处:一方面,它通过将注意力从伴侣二人身上转移开来,明显减少了他们之间的冲突;另一方面,它促使治疗师开始与伴侣双方都建立稳固的关系。

治疗关系促成了个体独特性与其原生家庭之间的动态互动,搭建起过去与现在之间的桥梁。

有必要理解并平等地考虑每一方提出的现实/真相,治疗师必须把自己想象成一个"杂耍者"(juggler),以一定的自信保持三四个球的动态平衡,同时小心翼翼地不让它们掉下来!(Andolfi, 2017, p110)

我们选取了一个形象的比喻,即**第三颗星球**(Andolfi, Angelo & De Nichilo, 1989)。它代表一种"中立立场",描述了一个开放的空间,在这个空间里,家庭或夫妻可以与治疗师会面,共同找到过去事件和当前问题之间一些新的重要的联系,从而共同经历内在成长,促使改变的发生。伴侣将成为治疗系统的积极参与者,治疗师也将以创造性和自由的方式使用自己;在这种情境下,治疗将在相互影响和情感投入的基础上进行（Andolfi, 2017）。

▶ 高速公路上的摩托车

吉亚尼和加布里埃拉来接受治疗时说，这是他们最后的机会。特别是吉亚尼，他正在认真考虑分居，认为这是他重获生活平静的唯一出路。第一次会谈中，他们认为两人间的问题在于完全没有沟通。他以一种尖锐的、破坏性的方式表达，用词尖刻，并表现出对这个"没用"的妻子的蔑视。她抱怨与他的距离越来越远：他住进了配楼里的客房，因为他们再也无法共享哪怕是小小的公共空间。吉亚尼希望分居，而加布里埃拉则愿意尽一切努力找回过去的和谐。他们有两个分别为7岁和5岁的孩子。为了孩子，他们竭尽全力在家里维持着表面的平静。当加布里埃拉用虚弱而颤抖的声音讲述她每天都在努力让丈夫听到她说的话时，治疗师打断了她。

治疗师：　你是什么时候体验到了这种白费力气的感觉？

加布里埃拉：当我还是个小女孩的时候，我妈妈会对我说，我永远都无法引起父亲的注意，因为他整天都在埋头看书……不想被打扰。否则……

治疗师：　感觉你就像是骑着摩托车在高速公路上逆向行驶，那一定很艰难！

治疗师抓住了这位女士在寻求亲近过程中的孤独感和恐惧感，通过富有隐喻意义的意象将其集中展现出来，把它与很久以前、她丈夫还没走进她生活的时光联系起来。这让加布里埃拉感到治疗师看到并理解了她内心最深处的体验，同时也将注意力集中在她自己和她的命运上。而过去，她一直把这些当作理所当然，从来没有仔细思考过。

# 治疗师的关系胜任力

来访者在寻求治疗时，常常希望委托治疗师去帮他们解决问题。他们期待治疗师凭借其专业能力，运用特定技巧处理好问题，无须来访者自己参与就能摆脱僵局并结束痛苦。就像在医疗环境中一样，伴侣可能会期望治疗师全权负责解决难题，而他们自己只是被动角色。

适用于家庭和伴侣的多代工作模式（multigenerational model）与医疗模式不同，它需要用"现实生活视角"来解读来访者的求助。这是一种生态模式，治疗师必须能够进入求助者的现实生活，以便探索伴侣关系发展过程中的障碍，并帮助他们重回正轨。它所依据的原则是：情感关系是成长的基础，而接受彼此的局限性也同样重要。伴侣治疗的目标不仅在于改变伴侣关系，还在于通过从问题到资源的转换，赋予伴侣关系积极的价值。

我们的治疗模式集中于治疗师与伴侣之间的人际互动，治疗师专业能力的真正价值不仅依托于他的专业知识，还依托于他的人性关怀和创造力。来访者与治疗师关系中的不对称只体现在治疗师拥有更多的专业知识，然而，只有在确保所有成员都积极参与到治疗的转换性体验中来，在相互合作的基础上结成牢固的联盟之后，治疗师才能进入游戏。关系胜任力是治疗师的基本特征，它包括：共情、懂得站在他人的角度思考、积极倾听、面对来访的无力能够保持沉默、有

创造性的真实的好奇心、忠于知识并尊重他人从而使他可以言行坦率
（Andolfi, 2017）。通过这种方式，我们可以与带着困境和改变的希望
来找我们的人建立深刻的联结，并在放松、有趣的氛围中直面戏剧性
和痛苦的冲突，以此巩固治疗关系。因为在各种生活变故中，悲喜总
是相倚而生，而想象力和幽默往往是帮助我们更好应对的绝佳解药。

# 治疗师的动机

同样重要的是，治疗师要反思自己参与治疗的动机。如果由于种
种原因，治疗师没有足够的动力，那么他与伴侣中发起求助行为的那
一方形成共谋的风险就会增加。更危险的是，他甚至会认同那一方的
动机，这就会大大降低建立共同的治疗动机的可能性。来访者带着问
题而来，期望能够从他们认为有能力的人那里"购买"解决方案。治
疗师的开放性、人际互动的特质、好奇心、不批判的立场、容忍不确
定性的耐心、作为"研究者"而不是问题解决专家的能力，这些都是
评估治疗师动机的基本要素。

# 6. 原生家庭的象征性存在

　　我们的跨代伴侣治疗模式的与众不同之处在于，治疗师在治疗过程中始终关注原生家庭的象征性存在。这种存在让我们在治疗全程中，从最初的电话预约到最后一次咨询，甚至到后续的随访，都能看见每一方的个人成长碎片在其中闪现。我们先举一个日常经验中的例子：一位女士打电话预约伴侣治疗，在交谈过程中，她补充说她的丈夫"完全依赖他的母亲，他母亲需要他全部的关注，就像他从未离开过家"。另一个例子是，一位丈夫打来电话想要解决他与妻子之间的问题，他的妻子"完全受制于她的姐姐；她从未接受过我们的婚姻"。我们的临床服务研究中心为治疗师提供接收案例的记录，他们常常接到这种由伴侣某一方打来的预约电话。主动提请伴侣治疗的一方通常会描述由姻亲引发的冲突、张力、侵扰、三角关系和虐待。很少有伴侣会提到自己原生家庭的冲突对伴侣关系产生的破坏。只讲彼此间的相处困难而不涉及第三方的情况则更为罕见。更确切地说，恰恰是关系本身出现了某些问题。无论是哪种情况，都是来访者自己，而不是治疗师，引入了代际的话题。在接收案例时，我们只接收到某一方带有强烈个人偏向的描述和家庭故事。为了避免只接受单方的故事，我们会要求另一方也与我们联系，提出自己的看法。这样，我们至少可以在更平衡的氛围中进行会谈，一起讨论主动联系的那一方提出的沉重诉求，而这些陈述可能被误认为是绝对的真相。

由此可见，治疗师在首次会谈中对他们为什么来治疗进行更具体的探索时，头脑中就已经有了原生家庭的象征性存在这个概念。治疗师可以据此描绘一张多代的家庭地图，从中汲取积极资源，以开辟新的路径。治疗师已经懂得对个体表现出的症状加以重构，由此建立治疗联盟，在伴侣治疗中他也会对有个人偏差的看法和家庭剧本进行同样的处理。宾-霍尔（Byng-Hall）将家庭剧本描述为原生家庭对于每个成员所扮演的角色的一致期望，它会重复出现在各种情境中，尤其是伴侣关系中（Byng-Hall, 1995）。通常我们要处理的正是一代代传递下来的重复性家庭互动模式。

伴侣往往希望对方能满足他们未被原生家庭满足的情感需求，以此作为对自己的缺失的一种补偿。即使对方愿意这样做，也无法补偿所有我们幼年时期缺乏的关爱。与其忽略家庭剧本（"让我们抛开你们的家庭，只谈你们两个"），或者被动地接受，或者谁的剧本更有说服力就听谁的，我们不如开放地倾听，然后再重构和改变陈述的意义。在我们的治疗模式中，从第一次见面开始，治疗师的问题、评论或观察就要致力于将注意力从伴侣的此时此地转移到每一方成长过程中那些已满足和尚未被满足的需要上。这些信息对于开始探索伴侣的功能和初步建立治疗联盟至关重要。

▶ 完美骑士

玛塞拉找到我们，要求做紧急干预。她给临床服务中心打电话，在我们建议下周见面时，她说："到那时我们早就分开了！"然而恰恰相反，这对夫妇在下一周准时赴约，而且非常平静。他们告诉我们，他们已经结婚五年了，通过人工授精生了一对双胞胎，因为当时玛塞拉已经45岁，自然受孕的机会很小。她的丈夫格劳科是个冷静的男人，特别是在表达负面情绪时，显得非常克制。他很和善，但有点啰唆和正常化倾向。玛塞拉则显得悲伤、萎靡不振、近乎听天由命。这对夫妇抱怨日常生活被各种责任占据，两人之间总是有种疏离感，表现为长时间的沉默。这一切让玛塞拉认真考虑是否想要分开。

面对坐在他面前的伴侣，治疗师在分析是什么问题导致他们来求助之前，会先有兴趣想象是什么让他们在当年走到了一起。他们如何相遇，什么让他们相互吸引。由这么几个问题开头，他们开始讲述自己的过去。玛塞拉曾有过一段很长的恋爱关系。就在她准备要孩子的时候，这段感情突然结束了，给她的生活留下了巨大的空虚。在经历了一段严重的抑郁期后，她开始接受个体心理治疗，通过全身心投入对马的热爱而成功忘记了感情带来的伤痛。她说，由于父母在她出生后就分开了，从小她就和祖父母生活在一起——实际上是把她托付给了祖父母抚养。后来，她的父母再婚，组建了新的家庭。父亲来看望她时，他话不多，但他们整天都在骑马。在玛塞拉的记忆中，那是一段无忧无虑的快乐时光。

她是在一次乡间聚会上通过朋友认识格劳科的。他喜欢骑摩托车旅行，比玛塞拉大十岁。他和蔼可亲、爱开玩笑的样子很快吸引了她。他非常关心她，表现在很多方面：为她开车门，下雨时为她披上自己的外套以免她被淋湿，送她喜欢的甜点做礼物。治疗师说："一个完美的骑士，能够让你忘记……究竟是忘记什么？"

格劳科则表示，他之所以爱上玛塞拉，是因为她独立、能干，他非常钦佩她，因为她知道如何坚强地面对生活带给她的不公。治疗师问格劳科："在你的一生中，有谁做不到这一点？"格劳科突然泪流满面，回答道："我的母亲。她的母亲在生下她后就自杀了，她的父亲也不认她。不幸的是，她受了一辈子的苦，却始终未能摆脱它！"

## 以家谱图为地图，探索伴侣双方的家庭世界

从上面的例子中我们可以看出，每个人的某些个人生活史的片段都有呈现，这些片段解释了他们的性格来源和最初的相互吸引。这时候治疗师可以使用家谱图来进一步探索伴侣双方的成长过程，从而加深我们对每个人和他们之间关系的理解。许多作者，如麦戈德里克和格尔森（Gerson）、格林（Guerin）和彭加斯特（Pendgast）、蒙塔加诺（Montagano）和帕扎利（Pazzagli）、宾-霍尔、安多尔菲都介绍过家谱图，它已成为使用最广泛的家庭功能评估工具之一（McGoldrick & Gerson, 1985; Guerin & Pendgast, 1976; Montagano & Pazzagli, 1989; Byng-Hall, 1995; Andolfi, 1979）。全世界的治疗师，无论是在私人诊所还是在临床机构中，都在使用家谱图。事实证明，它是最有价值的可视化工具，能为我们提供有关家庭组成、重要事件（出生、死亡、结婚、分居、流产等）及各代人之间的情感联结和割裂的信息。通过绘制家谱图，我们可以获得许多关于家庭的信息，那些被隐藏或抹去的重要部分也会浮出水面。对过去经历的强烈情感反应和深刻反思、重要的丧失或仍未解决的家庭冲突，这些都会被凸显，从而有机

会发现一些新的情感联系，并为家庭事实和事件赋予不同的意义。事实上，家谱图既有诊断功能，也有治疗作用。与伴侣一起，我们可以识别出与重大家庭事件相关的高情感张力的三角关系，尤其可以识别出处于三角顶端的家庭成员，他们或肩负重任，或经受严重的个人困扰。他们可能是家庭熬过艰难时刻的重要基础，也可能会造成一些发展性障碍（Andolfi，2017）。

▶ 英雄与恶棍，耻辱与救赎

乔凡娜是两个小偷所生的四个女儿中最小的一个，她的父母在抢劫了镇上的一家小商店后，在逃避警察追捕时遭遇了严重的车祸而丧生。四个小孤儿在外祖母身边历尽艰辛和耻辱，逐渐长大。外祖母是个身无分文、毫无顾忌的独居女人。乔凡娜的三个姐姐都曾从事卖淫工作，只有她能够专心读书，摆脱家庭中那些负面价值观的影响。她诚实、能干，一心想离开她出生和成长的小镇，在这里她一直被笼罩在耻辱之中。为了这个目标，她从不拒绝做哪怕是最卑微的工作。

在绘制自己的家谱图时，乔凡娜将自己与家人的距离拉得很远。她把自己的圆圈画在整个家谱图的外缘，而且笔迹很重。她将代表其他人的圆圈模糊地挤成一堆，用铅笔轻轻描绘，很容易被擦掉。大约18岁学校毕业后不久，乔凡娜在当地最大的企业找到了一份工作。她在工作中兢兢业业、勤勤恳恳，很快就赢得了老板的赏识。老板是个品德高尚、沉默寡言的人，他和乔凡娜一样，靠自己的努力获得一切。慢慢地，乔凡娜承担起了更重要的责任，她仍然做得非常出色。在向我们讲述她的故事时，乔凡娜向我们展示了当时的照片。这些照片记录了她与老板和同事们一起，在工作场所的前台面带微笑、仪态大方的画面。她说那是她最快乐的时光。不久之后，她遇到了罗曼诺，他是老板的儿子，刚从非洲完成志愿服务回来。他们相爱了，并在几年后结婚，对方家人完全同意这桩婚姻，他们一直认为乔凡娜诚实、不贪婪，这正是她有别于原生家庭的品质。对她来说，罗曼诺代表着她有可能从童年悲惨的生活中解脱的机会，同时也是她依然要扮演主角的长期项目。

在罗曼诺的家谱图中，他将自己独自放置，远离父母，而他的父母在他眼中一直是团结一致的。"他们始终是一对夫妻，对我知之甚少。我从未奢求过什么，至少在物质方面……"罗曼诺向我们讲述了一个唯唯诺诺、沉默寡言的女人，她与父亲联合在一起，却总是在他的阴影之下。他还谈到了对父亲生意的疏离感，他一直将它视为自己情感上的竞争对手。他从未想过要在父亲的企业里工作，他更愿意开车去看望那些不幸的人，并贬低父亲日常固定的行程是种可悲的生活："总是在同一时间出现在同一个地方！"罗曼诺一直想离开这里，这是他不断尝试以独特的方式表达自己的一部分。

罗曼诺把他的祖父马尔齐奥画进了家谱图，在他眼中，祖父是个传奇人物。他向我们展示了一张照片，来说明他们之间的相似之处：他的祖父站在船上，身手矫健，皮肤黝黑，正在收起渔网。"他是一匹在海中的狼，救过许多溺水的人！他是个英雄！"罗曼诺说。实际上，故事中出现的是个孤独的男性形象，他在不同的地方与不同的女人生儿育女，然后离开她们并让这些女人独自抚养孩子长大。罗曼诺的父亲就是这些孩子中的一个，他很小就开始工作，承担起照顾母亲和兄弟的责任。罗曼诺的父亲从未提起过他自己的父亲，尽管他的年龄已经很大，社会地位也已经很高，但在城里，他总是被称为"马尔齐奥的儿子"。在画家谱图的时候，罗曼诺告诉我们，作为男人，就意味着要像他的祖父一样致力于拯救生命，要挥洒激情、实现理想，而有没有履行日常的责任，其实并不重要。

两个故事在这里交汇，英雄和恶棍在交叉的命运中集于一身，承载着要维护的崇高的价值观和被遗忘的邪恶的负面观念，这样这对夫妇才能感受到他们是谁。救赎和忠诚的神话似乎将他们凝聚在一起，而付出的代价则是永恒的孤独。

## 收集信息的另一种方式

我们将简要介绍一种简单而有效的信息收集方法，尤其是对私人执业者。当伴侣一方通过电话或电子邮件提出治疗需求，治疗师可以要求双方通过电子邮件分别提供有关表征问题和家庭史的信息。伴侣如何回应这个要求，往往能反映他们对于治疗的感受和要求治疗的原因。这也提示我们，作为治疗师，甚至在见到一对伴侣之前，我们感兴趣的不仅仅是他们的问题，更重要的是他们作为个体的经验，以及各自的成长经历。

▶ 一个故事的两个传说

维多利亚和彼得是由维多利亚的个体治疗师转介来的，她的个体治疗师已经和她工作了很长时间，认为伴侣治疗会有帮助。在见这对伴侣之前，治疗师要求他们通过电子邮件告知他们认为自己成长过程中最重要的部分是什么，以及简单说明他们认为彼此之间的问题是什么。两人都进行了非常有条理的回复。丈夫是名大学教授，妻子是名高中科学教师。维多利亚今年 53 岁，她分阶段描述了自己的经历，从幼年到求学，再到初恋，并在此缔结第一段婚姻，五年后以离婚告终。在这之后，她遇到了彼得，他就是她梦想的完美情人，她总是可以向他要求无条件的爱！对全能的伴侣之爱的追求与她所描述的完全缺乏感情的幼年时期状况形成了鲜明对比。在她的童年时期，她从巴基斯坦南部艰难地移民到澳大利亚，之后又经历了充满暴力和虐待的家庭关系，无论是她的父母之间还是父辈与祖辈之间的关系，都是这样。

维多利亚随后讲述了她三个孩子的出生。三个孩子的年龄间隔很短，孩子小的时候她不得不独自照顾，因为她的丈夫忙于学术事业，他的母亲则因为歧视维多利亚的巴基斯坦背景而一直不接纳她。据她所说，她从未感觉到丈夫对她的保护，在感情上，他对母亲比对她更亲近。在邮件的第二部分，维多利亚将自己描述为伴侣中脆弱的一方，因为在生下第一个孩子后，她患上了产后抑郁症，随后又患上了强迫症。至于目前的状况，她描述为一段充满争吵、两个人都很孤独的关系。现在孩子们已经处于青春晚期，他们对于抚养孩子方式的巨大分歧让关系更加恶化，而孩子们经常站在父亲一边。尽管维多利亚在邮件中用满满两页描述了她艰难的童年、激烈的夫妻争吵、被孩子们排斥及被婆婆拒绝，但她在信的最后还是希望治疗不仅能帮助她找到更多的和谐，甚至还希望能帮助她"与彼得建立基于无条件的爱的幸福婚姻"。

彼得的邮件随后到达，写了整整三页。他为自己的邮件篇幅过长而道歉，但希望这封邮件能对第一次治疗有帮助。彼得的风格截然不同。他的叙述更平铺直叙和抽离，先是描述了充满爱和关怀的美好童年，尤其是他母亲的部分——因为他的父亲经常外出工作。与维多利亚动荡、暴烈的生活经历形成鲜明对比的是，彼得的早年经历看起来相当正面。他喜欢去探望年迈的父母，因为他们住得很远，所以一有机会他就会过去。

在长篇介绍了他的学术生涯及他的主要兴趣之后，叙述的其余部分集中在维多利亚的问题上。他用近乎精神病学方面的语言来定义问题，并将维多利亚与自己家人关系的破裂归咎于这些问题。他讲到孩子们时非常小心和具体，仿佛他们只是他一个人的孩子，而孩子的母亲则一直是他们心理健康和家庭和谐的威胁。大约四年前，他曾试着与维多利亚分居六个月。但这也非常困难，因为他对婚姻有着深深的责任感，也不想与孩子们分开。最近，彼得越来越焦虑，他担心自己某天会在维多利亚的一次次激烈咆哮中失去控制。他断定，如果情况无法好转，最好的选择就是分居。鉴于以上原因，他愿意接受治疗。

尽管他们似乎相差甚远，提供的信息相互冲突，对治疗的预期安排也各不相同，但就需携手进行的治疗性项目而言，从双方那里获得的信息，比如他们各自的期望，仍然非常有助于着手构建他们共同的治疗动机。他们积极思考治疗师提出的问题，并将其记录下来。这本身就是个人动机的有力证明，也是他们与一个尚未谋面的治疗师之间建立信任的基础。此外，对于治疗师来说，这些信息代表着治疗已经开始，可以节省治疗时间。很明显，我们面对的是对于现实的两种不同的描述，此处的现实所指不仅涉及伴侣问题，而且涉及那些特定的基于家庭剧本和家庭神话的家庭发展史，以及与之形成补偿关系的对伴侣关系的理想化和神奇化要求。例如，维多利亚似乎渴望得到彼得无条件的爱，这是因为她感到自己的原生家庭完全缺乏爱。生命初期关怀的空缺必须由丈夫的全力关注和爱护来填补，而她的丈夫则更愿意通过工作及与孩子的结盟来保护自己免受维多利亚的情绪波动和吼叫带来的伤害（这对他来说是无法忍受的）。

　　只要彼得能够卸下自己的盎格鲁-撒克逊人盔甲，直面自己的弱点，那么维多利亚因其情绪不稳定和对关注的不时渴求而成为家庭所有麻烦的根源的这个偏见就会改变。他的紧张和控制通过他的身体以心绞痛的形式表现出来。当他能纵情宣泄（这个维多利亚擅长）时，他就能够说出来，维多利亚就像他的母亲。她们都喜怒无常，都渴望得到关注，而他厌倦了夹在这两个无法对付的女人中间。这与他之前描述的美好童年不一致，他说自己是母亲需求的囚犯，这种倾注在他身上的需求是对父亲完全缺席的补偿。值得注意的是，当我们把防御性的建构转换成对真实性的探索时，另一方伴侣的立场也会发生变化。维多利亚会默默地听，不打断丈夫的发泄，仿佛她不再是舞台的中心，而是用温情的姿态表达她对彼得的支持。这样，他们就能更好地理解彼此的脆弱，并为建立共同的治疗计划奠定基础。

## 代际相关的提问

　　这类型的提问是种特殊的工具，可用于了解伴侣双方的成长史，并更好地理解伴侣关系（Andolfi, 2003, 2017; Andolfi & Mascellani, 2013）。我们要强调的是这类问题有一些固有特征，即通过跳跃不同时间段（的提问）产生行动，也就是说，巧妙地利用时间，将过去发生的事件与当前的关系和对未来的想象联系起来。

　　让我们转到安吉拉的例子。她在第一次打电话到临床中心时说，她的丈夫马里奥过于依赖他的母亲，就好像他从来没有离开过家，这影响了他们伴侣关系的质量。我们可以请她举一个具体的例子，以说明她的丈夫是如何表现出对母亲的依赖，以及这给她带来什么样的感受，从而帮助我们更好地理解她的说法。我们可以探查她自己的原生家庭中谁更具依赖性，以及这种依赖是如何影响家庭关系的。然后，我们可以问她是如何离开家的，她的哥哥和妹妹又是如何应对的。基尼（Keeney）认为治疗性谈话就像"参观博物馆"（Keeney, 1983）。我们可以借鉴他的观点，例如，将依赖一词从用于描述丈夫，而后转移到探讨妻子原生家庭中的依赖和自主问题。这样我们就可以扩展（讨论的）家庭框架，更好地理解这对夫妻的联结，以及他们之间可能存在的互补性：一方在依赖的模式中长大，而另一方早早变得独立。

当我们与安吉拉交谈时，在邀请马里奥回应之前，我们会非常留意观察他的肢体语言，这可以帮助我们更多地了解他及他们的伴侣关系。此时，我们可以从安吉拉所说的内容中，把关于他的依赖性的部分再拿出来讨论，了解他的看法。然后，我们可以从他妻子使用"家"这个词的评判性语境（因为"他从未离开过家"而感到怨恨）中推断出"家"的含义，并回过头来向马里奥提出一系列问题，从而探索他的成长过程：

你从小住的房子是什么样的？

你喜欢吗？

你有自己的房间吗？

你喜欢一个人，还是和兄弟姐妹或父母在一起？

这个家是快乐的还是阴郁的？

你的母亲是家庭的中心吗？

离开家后，你觉得失去了什么？

　　然后，我们可以回到现在，问马里奥在他的新家（婚后的家）感觉如何，为了在那里过得更幸福，他会做出哪些改变。我们可以问安吉拉同样的问题，以了解新家里有谁，以及他俩如何才能更幸福。

　　通过这种方式，我们改变了访谈的背景，开始探索伴侣双方的成长历史，而不局限于最开始的安吉拉寻求情感补偿和马里奥完全处于防御状态的表述。从第一次治疗开始，治疗师就可以通过代际相关的问题，轻松地在伴侣双方各自坚信不疑的所谓现实中注入一些变化。这一点非常有用。将伴侣双方的某些个人特征与其原生家庭互动模式联系起来，而不是将它们圈在他们自己的（伴侣关系的）领地中，这样可以激发好奇心，并大大降低它们被用作攻击或防御武器的风险（Andolfi, 2017）。

　　▶ 一棵在寂静中枯萎的树

　　约翰自称寡言少语，很少在家；玛丽则自述情绪低落，对丈夫完全不关心自己感到失望。像常见的情况一样，约翰的生活完全向外投注于工作和运动之中，而玛丽则完全专注于三个年幼的孩子。两人都对他们的感情生活感到不满，但都不知道如何改变多年固定下来的僵化的行为模式。如果将他们各自的特点，即男人的沉默和缺席，以及女人的抑郁和不被关注，从伴侣层面转移到代际的层面，就有可能看到在治疗氛围下发生的显著变化。

　　在被问到"谁在成长过程中感到更多的家庭缺失"时，约翰的语气有所改变，讲到他是多么怀念父亲。他的父亲是个政客，他记得他坐在阁楼的靠椅上，总是躲在报纸后面，心思全在工作上，而家庭的管理则完全由约翰的母亲负责。当他描述父亲过早去世，以及他作为长子与父亲之间长时间的沉默时，语气变得更加难过。接着，他回忆起自己也常躲在阁楼里看漫画。现在父亲去世了，他对自己感到愤怒，因为自己从未能与父亲进行坦诚和私密的交谈。

玛丽被问到她的抑郁症是否与母亲或者父亲有渊源时，毫不迟疑地说："来自我母亲。""我的父亲对她没有丝毫的关心，她因此非常痛苦。"然后她又补充道，"这种缺乏关注和情感的问题就是我的家庭剧，我就像一棵枯树一样长大。"最后玛丽愤恨地说道："看看我现在嫁给了什么人，一个从不在我身边的男人！"

我们做了一次时间上的跳跃，暂时"冻结"（不去处理）伴侣间的不良情绪，而是探索夫妻互动中的代际影响因素。这样做可以让夫妻双方重温儿时的感受，这些感受似乎重现在伴侣关系中，就像久经打磨的剧本。双方可以认真思考自己的内心世界，自己将什么带入了伴侣关系，又从中学到了什么，从而最终对彼此产生共情和慈悲；因为不安全感、脆弱和防御是每个人生活的一部分，可以被接受并成为治疗资源。这就是我们所说的（双方携手进行的）伴侣治疗项目，从第一次会谈就开始了。它不是通过口头语言完成，而是借由伴侣双方的情感和认知参与，首先反思自己和自己的身份认同过程，然后再反思彼此的关系。每个伴侣都将以独特和完整的个体出现，而不是融为一体，这将促进他们在关系中获得更大的满足感。

# "假如" 提问和角色扮演

"假如"指我们日常惯用的假设性问题。它的使用没有什么限制，只需根据具体情境和治疗师想要探索的主题及需要评估的关系，选择恰当的语言即可（Andolfi, 2017）。仍以上述约翰和玛丽的案例为例，我们可以问约翰：

*"如果你父亲还活着，我们可以邀请他来参加会谈，他会对小时候的你说什么？会对独自躲在阁楼里看漫画的你说些什么？毕竟，你父亲是个藏在阁楼看报纸的专家；如果他放下报纸，从缄默中走出来，作为父亲，他可能会对你说什么？"*

在角色扮演中，尝试将自己代入父亲的角色可能会让约翰获得极大的解放。通过猜测他的父亲会说些什么，他发现阁楼成为他们两人的安全避难所，他们不敢走出来，不敢在关系中冒险。由此他可能会更强烈地感受到自己童年时期的孤独。玛丽可以注意到约翰内心的不安，并可能帮助他"走出阁楼"，参与进他们的关系中来，而不是责备他不在身边。正如戈特曼等（Gottman & Gottman, 2015a）所概述的那样，指责对方是伴侣关系中最有害、最具破坏性的行为方式之一。

我们可以请玛丽扮演她的母亲，向我们展示她的母亲在最重要的关系中被忽视时可能会有怎样的感受，以及她为何无法向女儿表达爱意和关注——可能因为作为母亲，她感觉自己就像家庭中第一棵枯萎的树。我们还可以请玛丽假装给她母亲打个电话（不用拨电话号码），并邀请她参加我们的治疗，帮助她让她不再感觉自己像是棵枯萎的树。也许，通过一起讨论，他们可以发现如何给这两棵树浇足够多的水，让它们再次开花。约翰通过聆听妻子的"母女通话"，可以感受到如果能够放下自己的防御，他作为丈夫也可以参与玛丽重新"开花"的过程。以游戏的方式（但无须承担相关风险），模拟给家人打电话，会激起强烈的情感共鸣，让他们能够在两种不同的关系角色中进行体验，并给人身临其境的印象。此外，这还意味着将来可能会邀请她的母亲参加一次治疗（模拟通话后，会更容易邀请她），从而将（原生家庭的）象征性存在转变为实际的存在。

最后，我们可以请约翰和玛丽简单地告诉我们，如果他的父亲或她的母亲加入治疗，他们如何能帮助我们更好地理解他/她或者对方。通过这种做法，我们可以帮助伴侣双方专注于他们的积极方面，这是对于指责和相互批评的真正解药。"假如"问题和角色代入对于观念的唤醒及转换作用是不可限量的。从逻辑和具体现实层面，我们有机会打破僵局，发现感受并应对现实困难的新方式，并通过以强烈情感卷入为特征的象征性体验来丰富这些方式。

# 创 造 隐 喻

我们曾在多部著作（Andolfi, Angelo & De Nichilo, 1989；Andolfi

& Mascellani, 2013；Andolfi, 2017）中提到在治疗过程中使用意象和喻体的有效性。实际上，正如我们在**完美骑士**的案例中看到的，创造隐喻是与伴侣建立治疗联盟的最有效方法之一。治疗师提供一些意象，反映伴侣与他们的多代家人之间复杂交错的关系。在治疗过程中，来访者自己也经常会带来一些隐喻性意象，比如玛丽感觉自己像一棵枯萎的树。治疗师接受并将其存储在自己的记忆中，在做意义重构或者不同意义的整合时就可以派上用处。这对治疗是非常有帮助的。

▶ 被榨干的柠檬和圣洁的女人

"我感觉自己像一颗被榨干的柠檬。"这是朱莉与她丈夫肖恩第一次来见我们时，朱莉对自己的形容。丈夫来是为了太太的治疗。朱莉似乎在罹患乳腺癌之后就变得郁郁寡欢，幸运的是几年前她已经康复。他们都是成功的设计师，在海外积累了几年的工作经验后回到家乡，这里有他们的家人，也是他们的孩子出生的地方。

在远离家乡、没有任何责任负担的日子里，他们的关系完全没有问题。他们回到家乡，同时面临创业和建立家庭的挑战。此外，在生下第一个孩子（女孩）后，朱莉患上了乳腺癌，而第二个孩子（男孩）诞生后，她又切除了子宫。原本的两件喜事，却因朱莉的两个严重的健康问题变得面目全非，伴侣关系也因此陷入动荡。朱莉患癌症后开始抑郁，而肖恩的态度加剧了她的症状。他不知道如何靠近并支持朱莉，只能"回到自己母亲的怀抱"来抚慰自己的痛苦。他的母亲在三个儿子的成长过程中总是不分昼夜地悉心照顾，没有任何怨言，即便没有丈夫的任何支持（因为他工作太忙了）。现在她看到儿子处于如此脆弱的状态，很乐意保护他。肖恩说，克罗地亚的母亲都是这样的，就像是文化的赋予，而他没有能力照顾别人。他只能埋头工作，这给了他很大的满足感。这是一种古老的男性法则（Garfield，2015），不仅在克罗地亚，甚至在全世界都不容易被改变。

朱莉是个完美主义者（也可以理解为她对焦虑的防御）。她花了很多时间照顾家庭和孩子，但她总是抱怨不断，让肖恩觉得自己总是有错。为了有时间陪伴有强迫症的女儿，她被迫做兼职，而无法从事自己喜欢的全职工作。朱莉说自己是母亲的翻版。她母亲也是个完美主义者，总是牺牲自己去满足他人的需要。她母亲是家里第一个"被榨干的柠檬"，在整个童年时期，朱莉听到和记住的只有筋疲力尽的母亲的大声抱怨。

"榨干的柠檬"这一隐喻在治疗中一直处于核心位置，与之形成对照的是，治疗师将肖恩的母亲描绘为"圣洁的女人"，以形容她这样一个富有基督徒牺牲精神的、非常虔诚的克罗地亚妇女。因此，伴侣治疗必须从双方最初的迷思开始，这些迷思基于他们（在原生家庭中）学习到的价值观和行为体系，如我们所知，这些对后代有很强的规范作用（Andolfi, Angelo & De Nichilo, 1989；Andolfi, 2017）。治疗方案是让伴侣双方从重复的家庭剧本中解脱出来，以建立更和谐与平衡的关系，在这种关系中，伴侣不再让性别刻板印象（女性做出牺牲留在家中，男性依赖工作并埋头工作）和家庭忠诚成为自己的牢笼。

## 治疗中的喻体和图像

隐喻是在对一个意象进行象征性转换之后，用一种形象的描述代替特定的词汇。例如，"我感觉自己就像一个被榨干的柠檬"。使用具有强烈唤醒功能的具象化和象征性客体是种非常有用的治疗方法，可以让原生家庭成员在治疗过程中得以呈现（Andolfi，2017）。一起查看伴侣的家谱图，上面标注着逝去的家人或者破裂的婚姻信息，或者在地图册上寻找某一方的原生家庭当初被迫离开的国家，这些都是非常有效的唤醒与个人成长有关的情感、记忆、恐惧和失落的方法。这些方法还有助于大家更好地理解过去的情感联结与当前（伴侣）关系之间的关联。例如，我们可以问约翰（我们之前讲过的那个躲在阁楼看漫画的孩子），失去父亲对他意味着什么，对家庭有什么影响；我们可以请他在家谱图上指出父亲的去世对谁的影响最大。一起查看他的家谱图会激活约翰强烈的情感，并促使他表达内心的痛苦，也因此，这个自称沉默寡言和疏离的男人与他的妻子有了一段共享的亲密时光。

如果我们要求两位成年伴侣在治疗时带来他们童年时最重要的家庭照片，或者一些对于已故的父母或远离的同胞具有深厚情感意义的个人物品，比如吊坠、包袋、乐器等，我们就会意识到，要描述一个人的成长历程和当前关系，无论是伴侣关系还是亲子关系，家庭背景是多么的重要。这种意识可以减少伴侣间的竞争或冲突（当我们回忆童年往事，即使是痛苦的记忆，总会产生更多的共鸣和好奇心），增加对治疗师的信任度及治疗过程中的情感氛围。同时，这也是评估伴侣功能和治疗进展的绝佳测试。一旦（原生）家庭通过一些意象和/或代表性的实物象征性地呈现于治疗过程中，无论对治疗师还是伴侣来说，都会更容易提议邀请原生家庭的家人参与后续的治疗。

# 治疗空间的使用

正如我们经常写到的（Andolfi & Mascellani, 2013；Andolfi, 2017），治疗过程中的进展、具体的行动、家庭雕塑的建立及想象力的使用对于评估伴侣双方的功能及激活个人和伴侣双方的改变过程都非常有用。

回到朱莉和肖恩的案例，我们会要求他们两人通过空间和实物，向我们展示他们与各自母亲的关系；朱莉的母亲，具有牺牲精神和爱抱怨，感觉就像个"被榨干的柠檬"（朱莉用这个比喻来形容自己）；而肖恩的母亲，一个拥有永恒子宫的普世性的母亲，时刻准备着欢迎和拥抱孩子来到她的怀抱。朱莉可以用物品、毛绒玩具，或者在椅子上放一些能唤起母亲存在感的东西来代表她，并描述他们之间亲近或疏远的空间关系。在翻遍治疗室的玩具筐后，朱莉拿起两个不同尺寸的扁平球（因为没有柠檬），分别在上面画了一张悲伤的脸，并将它们放在两张摇摇晃晃的儿童椅上，一前一后，唤醒了她作为女性的脆弱和不稳定感。肖恩则在围裙上画了一幅克罗地亚地图（画得非常漂亮，因为他是一名专业设计师），在围裙上并排放了三只白色泰迪熊，代表三兄弟，并把围裙系得紧紧的。他是三只熊里居中最大的那只，是帮助母亲照顾残疾弟弟的儿子。当被问到"是否忘记了谁"时，肖恩先是大吃一惊，然后尴尬地意识到自己忘记了父亲，并解释说："但他从来都不在我们身边！"我们的治疗过程中也常常提到肖恩总是不在，无论是作为丈夫还是父亲，就像是同样的家庭剧本在重复上演。

在治疗过程中，通过使用意象和象征性游戏，将这种代代相传的让伴侣感到窒息的失能关系可视化，这是种痛苦但有震撼力的体验。这使得每个伴侣都能够同时以孩子、配偶和父母的身份，以多种角度观察自己。从这里开始，在治疗师的帮助下，他们可以共同开始（而不是彼此对抗）寻找新的个人存在方式，并摆脱性别刻板印象和重复固定的家庭角色，从而与他人建立联系。

# 7. 与原生家庭会谈

## 从象征符号到真实存在

邀请原生家庭成员作为特别顾问参与治疗是伴侣治疗中期阶段的一部分。治疗初始阶段的工作旨在突显伴侣所面临的问题与他们的家庭历史有关。经过这个阶段，伴侣已经非常清楚，他们之间的这种亲密约定其实早就有迹可循，它是深刻的、与自己内隐的补偿性要求的对话。在第一阶段的治疗中，通过代际维度的工作，我们得以追溯和分享有哪些来自个人的局限阻碍了当下自然和自主的伴侣关系发展进程。在此之前，针对伴侣双方对于自己及他们过去的一些固化的偏见和信念，治疗师通过激发疑问，提升好奇心，从而增加其观念的灵活性。所有这些都为伴侣带来了新的能力，即在治疗过程中相互倾听和理解，而这种能力也镜向反映在伴侣互动中。但我们还可以做得更多。虽然过去已经过去，历史无法重演，但是可以（让伴侣）通过亲历者的讲述去体验，从而能够更充分地理解过往。

我们同意惠特克（Whitaker, 1989）的观点，即使是最糟糕的家庭也有资源来面对其问题。我们相信，家庭中的爱是维持家庭并使其发展的动力。如果说有什么问题的话，那就是在家庭中，爱有时并不如它本应地那样流动。因此，由于需要满足更迫切的需求，如果情感交流效率不高，（家人）就无法感受到爱。在这种情况下，家庭会产生各种动力，如消极的三角化、结盟、排斥、虐待或攻击性互动、保护，等等。与此同时，它们会带来误解和感情伤害。

作为家庭治疗师，临床经验告诉我们，无论年龄大小，所有的孩子都会以各种方式寻求家庭之爱来获得成长，因为家庭之爱会转化为归属感和安全感。这些都是他们不怕迷失、勇敢探索世界的重要基础。我们特别感谢遇到的许多青少年，他们教会我们，他们需要先在家庭里安顿自己，然后才能去别处发展自己。

在伴侣治疗过程中，双方原生家庭的参与是个重要的时机。重温共同经历的过去，可以从其他的不同视角重新解读其意义，最重要的是，它可以让彼此说出从未说过的话，丰富有时甚至是完全颠覆那些直到现在仍未改变或难以改变的真相。多代同堂的集体记忆具有巨大的修复潜能，更是建立治疗体验的非常有用的仪式。在治疗师的引导下，特殊情景中的集体回忆可以让家庭关系中的某些重要片段得以重现。回溯家庭的发展过程对每个伴侣的个人成长都有巨大的作用，同时对整个原生家庭也有积极的影响。

简而言之，在安全的环境下与原生家庭会面具有深远的积极影响，因为这可以增加亲近感，从而增强归属感（Andolfi, Falcucci, Mascellani et al., 2006）。

# 跨代伴侣治疗的不同工作模型

三十多年来，我们一直尝试在伴侣治疗过程中纳入原生家庭及其子女。早在1987年，在罗马举行的历史性国际会议"危机中的伴侣"（Couples in crisis）中，我们就提出了自己的理念，并随后设计了我们的治疗模式。我们在多部著作中阐述了这一模式的发展和临床实践（Andolfi, 1988, 2017；Andolfi, Falcucci, Mascellani et al., 2007；Andolfi & Mascellani, 2013）。在本书的引言中，我们肯定了弗拉莫对于我们思考和实践跨代伴侣疗法的方式有着深远影响。然而，在治疗实践中，我们选择了让伴侣双方都出席与各自家庭的会面，其理由与弗拉莫主张分开会谈的理由恰恰相反。

弗拉莫认为，当一个（原生）家庭的成员努力面对过去和现在尚未解决的问题时，配偶的存在可能会阻碍或扰乱这一项重要的行动。此外，这种会谈的目的原本在于通过理解和宽恕来实现代际之间的和解，而伴侣的出席会引发父母和同胞谈论伴侣间的问题，这就会产生偏离会谈目标的三角化（Framo, 1992）。鉴于会谈的重要性，我们需要在治疗过程中谨慎而从容地进行规划。此外，会谈也有可能在不同的时间，或者某个家庭成员缺席的情况下进行。

我们也完全明白，如果会谈中没有非血亲的家人在场，大家可以非常自在地体验一家人的感觉并充分表达自己。但即便如此，我们仍然选择让伴侣双方都参与进来，让他们分享一段重要的但往往是痛苦的经历，即与各自原生家庭的对抗或对话。此外，伴侣的在场也可以确认他/她也在努力参与解决两人之间的问题，即使是用间接方式。通过这种方式也可以评估双方在自己家人在场时向对方解释自己的能力。可以观察到自己的伴侣在成长过程中，多大程度满足了父母和同胞的需求与情感期望，或者他/她因为缺乏这些需求和情感期望而有多痛苦。在治疗过程中，过去的感受和想法会浮现出来，尤其是那些形塑人格并对当前伴侣关系产生影响的感受和想法。它们往往被隐藏起来或不为其伴侣所知，即使双方一起生活多年（Andolfi, 1988）。不过，因为我们也意识到家人间可能因冲突产生的三角化风险，所以我们在会谈前和会谈过程中都会明确说明，另一方伴侣仅在场专心观察，只倾听而不干涉。这是可行的，因为这些会谈不讨论伴侣之间的问题。不过，我们也同意弗拉莫的看法，他解释了为什么不让年幼的孩子参加这类会谈。在另一章中，我们将讨论邀请孩子参与伴侣治疗的目的。

卡内瓦罗的方式又有所不同（Canevaro, 1999; Canevaro, 2009）。他采用了无变量方法：分别安排伴侣单方与自己的原生家庭成员进行会谈，配偶不必出席。伴侣双方必须就这些会谈达成一致，两边的会谈安排在时间上必须非常接近。

卡内瓦罗认为这种方法是策略派的悖论技巧，其作用是对比伴侣与其原生家庭的共生关系并打破僵局，目的在于修复伴侣间的"互相疗愈之爱"，即互帮互助，逐步与各自的原生家庭分离。弗拉莫会将家庭会谈的录音发送给缺席的伴侣，而卡内瓦罗则根据保密的职业伦理守则，将家庭的谈话内容保密，不会向外披露。通过这种方法，伴侣可以了解到许多问题在讲出来之前需要做充分处理，而这些问题往往从未被揭开过（Canevaro, 1994）。我们可以清楚地看到，邀请原生家庭参与伴侣治疗有不同的方法和目的，即使它们处于同一个思考框架中。

# 何时邀请原生家庭参加会谈

在治疗过程中，原生家庭的亲身参与可以带来重要的转变，即使他们只参与其中的一两次。随着时间的推移，并且根据《家庭叙事治疗》（*Jn terapia narrata dali famiglie*）这本令人鼓舞的书中记录的随访结果，我们改进了我们的方法（Andolfi, Angelo & D'Atena, 2001）。在随访会谈中，我们收集了许多伴侣的重要回忆和评价，证实了邀请原生家庭参与伴侣治疗的重要性。然而，我们也了解到，因为会谈非常有效，我们必须改善会谈的具体安排，使其更恰当和高效。以前，这些会谈是在治疗的初始阶段开展的，基本上是作为伴侣功能的诊断工具和多代工作模式的理论框架。当时，原生家庭的出现是为了打开一扇门，去了解伴侣双方的成长经历，邀请原生家庭出席治疗更多的是出于常规的工作流程，而非为了在治疗过程中建立伴侣的共同动机。"与家人的会面太可怕了，我还没准备好接受如此强烈的情绪冲击。""我妻子从中受益匪浅，但这对我毫无用处，这也证实了我与父母的彻底分离。""也许我们会失去这个难得的机会，但我们都还没准备好。"这些是我们在大量样本中收到的一些负面反馈，其他大多数回应都非常积极，显示原生家庭参与伴侣治疗引发了伴侣间和代际间关系的变化。一些人的批评与我们的印象不谋而合，即在初始评估阶段没有足够的时间将常规的工作环节转变为每个人都能更理解的重要机会。我们意识到，要抓住这个难得的机会，前提是我们已经与伴侣建立了牢固的治疗联盟，伴侣对治疗师有足够的信任和依赖。同时，伴侣双方都必须有足够的勇气和坚定的信念去要求父母的协助，也需要认识到与家人进行这种坦诚交流的重要性。而且，他们还要做好准备，父母可能会再次拒绝他们，若果真如此，不要让现在的拒绝重新掀开那些他们在少儿期经历过的拒绝所造成的旧伤痛。这样，即使是父母拒绝参与或以消极姿态出席会谈，也都可以被视为个人的成功，就好像在说："我做出了努力，我平静地觉察到父母无法在情感上为我提供什么。此外，我的伴侣也支持我真诚的努力。"

事实上，我们对伴侣的研究证实了我们的上述观点（Andolfi, 1999b），即伴侣双方共同参加与各自家庭的会面是有用且有治疗意义的。没有一个受访者表示，与伴侣的家人一起会谈会让他/她感到尴尬或不安。相反，当伴侣正在应对一场艰难和痛苦的挑战，他/她的出席被认为是重要的情感支持。此外，与伴侣有共同的经历，能让彼此有一种认同感。尽管这些伴侣中，许多人最初是由于彼此的剧烈冲突才来寻求治疗的，但他们仍然报告了这些积极的结果。

实践经验还告诉我们，一旦与原生家庭的初次会面有积极效应，就可以在治疗的结束阶段或随访中再安排一次会面，以便观察发生了哪些变化，无论是伴侣之间还是伴侣双方与其家人之间关系的变化。这种会谈也可以是种庆祝活动，每个人都可以出席。在我们的培训项目中，我们会通过向学生颁发毕业证书来表达庆祝的意义。在治疗中，我们也同样可以向虽已成年但多年来仍然过度依赖原生家庭的儿子或女儿颁发"成熟证书"以表祝贺。证书可以由他们的父母和其他家庭成员签名，并当着伴侣的面颁发。这就像是在伴侣共同走过的旅程上盖上印章，从此可以更好地划定伴侣关系与他们的代际关系之间的界限。另一个重要的结果是，那些与子女关系破裂或疏远的伴侣，在与自己的原生家庭进行交流后，更有可能与自己的子女重新建立正向联系。

另外还有一些情况，我们可以在伴侣某些重要发展阶段的节点再安排一次与原生家庭的会面，比如孩子出生或毕业，或移民到国外。也可能是在一些更悲伤的时刻，比如为父母中某一方或同胞的突然离世而哀伤。在这种情况下，伴侣双方可以带着原生家庭参加治疗，这样可以在治疗师在场的情况下进行集体哀悼，让痛苦得以在家庭的不同成员中分担，而不是变成个人的伤痛。

## 哪些扩展家庭成员应该被邀请

邀请哪些家庭成员，不邀请哪些，以及什么时候邀请他们参与治疗，取决于伴侣关系的发展历史和他们作为个体的成长经历，以及在治疗过程中伴侣双方对其家庭成员的描述或看法。一般来说，邀请那些在成长经历中与他们有重要关系的人比较有帮助。除了伴侣双方的父母外，还可以邀请那些在成长过程中起过重要作用的人，比如同胞、叔叔、阿姨、保姆、邻居或朋友，这些人有时比父母更重要。鉴于现在再婚比例越来越高，前任关系或婚姻里的成年子女也可以邀请。我们将在后面的章节中更详细地讨论朋友作为伴侣治疗顾问的作用。

正如家庭中经常发生的那样，在记忆里的父母或同胞中的有些家人被（伴侣）描述得非常正面，被认为是自己生命中的基石，而讲起有些人则是有争议、疏远、不感兴趣或完全缺位的。多年以来，我们选择先从在治疗过程中被描述为更亲密、更容易接近的家庭成员开始，这样可以更易于邀请他们参与进来。如有必要，还可以再进行一次会谈，与"消极的"家庭成员一起讨论更具争议性的问题。经验告诉我们，任何家庭成员，哪怕是"消极的"家人，只要同意参加治疗以帮助遇到困难的成年孩子，之前那种对家人的"非好即坏"的赋义方式就会被废弃或修正。（他们愿意参与治疗）这一事实可能会让成年子女感到惊讶，他们可能会说"我从未想到我的母亲（或父亲）会为了我而参加治疗！"

还有一种情况是，伴侣中的一方意外地进入了哀悼期，或者表现出严重的自我毁灭行为，比如自杀企图或严重抑郁。在这种情况下，我们可以请伴侣邀请所有可以帮助我们的扩展家庭成员。一旦邀请成功，他们就可以充当情感的容器，而不是为了提供重要信息。这是一种危机干预。但是，归根结底，道理都是一样的，都是为了让处于脆弱状态的人感受到情感的存在和支持。

## 被邀请的原生家庭应该扮演什么角色

通过多年的临床经验，我们了解到，当儿子或女儿在伴侣生活中遇到困难时，父母往往会自责（"在子女的成长过程中，我们做错了什么？"），并担心这些问题会对孙辈产生负面影响。这几乎是一种自动的反应。这种自责感也有可能投射到配偶身上，认为配偶不够好，是造成子女发生伴侣危机的主要原因。

为了避免出现这些情况，在准备会谈时，我们会非常清楚地解释，邀请家庭成员作为顾问参加会谈，是为了帮助我们更多地了解他们的儿子/女儿/兄弟/姐妹在家庭中的成长情况。我们还解释，在与原生家庭的会面中，不会讨论伴侣间的困难，伴侣另一方将作为积极的旁观者出席。这并不意味着父母不会在治疗过程中自动地感受到某种程度的自责，或者感觉应该对儿子或女儿当前的问题负责，也不是说因为有孩子的伴侣在场，他们就不想在治疗过程中对伴侣关系/危机发表意见。治疗师的任务是创造适当的环境，允许"时间跳跃"到伴侣共同生活之前的人生阶段。如果能对这些阶段进行探索，我们就能了解作为来访者的伴侣在当前作为成年人的行为和关系模式上的很多相关信息，而这些行为和关系模式很大程度上会受其在原生家庭中接收到的经验和关系模式的影响。

# 会谈的目标

## 邀请父母

我们有很多理由组织这种特别会谈，不过显然，邀请父母与邀请同胞的理由有很大不同。邀请父母参加是为了帮助有困难的子女，这也是我们会在邀请中向父母传递的信息。一般来说，在孩子的成长过程中，无论是幼年期还是青春期，如果孩子遇到问题，父母都会愿意帮助他们。但如果孩子已成年，情况就不一定了，尤其是如果孩子已经成家立业、独立门户。我们必须看到，面临关系危机的不仅仅有年轻的伴侣，还有更成熟的四五十岁甚至更年长的伴侣。25岁时，伴侣关系刚刚开始，期望得到父母的一些帮助和情感支持是合理的。而到了更成熟的年纪，伴侣在一起生活多年，孩子也已经到了青春期或已成年，他们的父母可能年事已高或健康状况不佳，当他们自己深陷破坏性的伴侣危机时，对于向父母求助的想法就完全不同了。

　　显然，求助和对求助的回应取决于一系列原因，年龄只是其中一个方面。成年子女可能已经完全独立，但正如我们在本书中经常提到的那样，有些可能在情感上，甚至在经济上仍然非常依赖父母；或者与之相反，他们可能在情感上与父母断绝联系，完全撕裂了与过去的情感纽带。在没有达到足够的分化水平的情况下，让孩子向父母寻求帮助并不容易，因为孩子可能会由于没达到父母的期望而感到更深的压抑和自责。在经历了相当长的一段时间的疏远和沉默之后，求助可能会更加困难，因为用霍尼（Horney, 1950）的概念来说，孩子的"骄傲系统"仍然占据上风。"骄傲系统"本身就阻碍个体发起求助，即使在崩溃或孤独的状况下，因为求助意味着难以承受的巨大羞辱，因此最好还是保持"高傲的失败者"的姿态。

　　成人的求助显然常受到重要的文化因素的影响。在盎格鲁-撒克逊文化中，人们希望孩子很小就离开家；而在拉丁文化中，孩子通常留在家里的时间更长一些；亚洲文化则更不一样，一个人在成年结婚后，仍然要对原生家庭承担一系列责任，从与父母同住到照顾他们的晚年生活。

经常会有这样的情况出现，即长期处于危机中或濒临分居的伴侣表示，他们的家人并不知道他们的问题，或者他们刻意隐瞒问题，以免影响身体或情绪状况原本就不稳定的父母。因此，如果必须邀请家人来参加我们的治疗，伴侣就不可避免地要进行某种程度的自我暴露，并设法表明他们正在接受伴侣治疗以解决问题。这种交流让伴侣双方都能从隐瞒真相的重负中解脱出来，开始寻求更真实的关系，不再需要过度的相互保护，不会担心自己因为没有取悦父母而受责备。在那种旧有关系中，好像父母的幸福就必须维系于（孩子的）完美伴侣模式，没有冲突，也不会给其他人尤其是父母和子女带来麻烦。

我们注意到，一旦鼓起勇气向家人坦白，克服威廉森（Williamson, 1982）所讲的代际胁迫，家人本身就会松一口气。绝大多数情况下，父母往往早就已经觉察到子女有困难或不快乐，但却不知道如何说出来，这样一来那个假装不知道或看不见的游戏终于可以停止了。我们很容易理解，这不仅是治疗的准备阶段，实际上也是早在与原生家庭实际会面之前就已经开始的治疗行动。

更重要的是，我们要积聚力量来邀请疏远或缺位的父母，因为这会让我们直面关于拒绝的主题，比如"他/她从没有来帮过我，我们一起生活了这么多年，他/她从来没为我做过什么！"我们希望来访者不要断然接受自己对于重启与父母对话的合理化的阻抗，更希望他/她不要做那个先说"不"的人，直面要求可能被拒绝的不确定性，尤其是如果他/她与家人的关系还没有完全破裂。与其沉浸于过去被拒绝的长期愤怒或焦虑之中，不如对当下的现实创造新的体验。我们已经证明，通过这种方式，有些中断已久的亲子关系确实有可能重新开始，双方都会惊讶地发现，原来自己心里一直有沉睡已久的愿望，想要找回对方，重归于好。

▶ 可恶的误会

达维德的故事对于说明上述所说的内容非常重要。他是个充满愤怒和旧怨的人，与妻子的关系陷入危机已经有一段时间了。妻子说，与一个总是紧张和冲动的男人保持平静的关系是不可能的。在与这对夫妇进行了长时间的沟通并为会面做了充分准备后，达维德终于鼓起勇气邀请年事已高的母亲出席。很多很多年前，达维德就和母亲断绝了一切关系，他认为母亲谎话连篇，非常自私。他还说："无论如何她都不会来！"令他大吃一惊的是，他的母亲接受了邀请，参加了会谈，并带着满满一大包"证据"，证明她是位慈爱的母亲，以便如果受到儿子的指责时她可以为自己辩护。指责从会面一开始就出现了，带着重新激发过去未解决的冲突的风险。即便如此，在经历一开始的相互指责之后，达维德的母亲声泪俱下甚至是尖叫着说出了当年导致她与儿子关系破裂的事件，此后会谈的情绪氛围发生了转变。当时，达维德还是个21岁的年轻人，亲眼看见了父亲殴打母亲。他非但没有保护母亲，反而煽动父亲继续打她。经过一段长时间的沉默，达维德带着强烈的情绪走到母亲面前，为那段他断绝与她的一切联系、为彼此生活烙上痕迹的经历向她道歉。他还说，尽管发生了这一切，他始终爱着母亲。母子俩温柔地握着对方的手，难得地直视对方的眼睛，这一重要的和解时刻被定格了。这个神奇的时刻当然无法改变过去的悲惨故事，但一定能让达维德从怨恨和愧疚的盔甲中解脱出来，使这对母子的关系得到充分的改善，最终摆脱他们本无须承担的负担。

我们也曾遇到过有些父母明确地、不带回旋余地地拒绝参加治疗，虽然这是极少数。这种拒绝证实了他们的孩子在之前的会谈里对于他们的描述。但无论如何，尝试提出真诚的邀请本身就具有转换性意义，对于伴侣关系也是。最后它带来的新的可能性是，伴侣可以不带愤怒或自责情绪地接受（父母的）拒绝，"补偿综合征"（compensation syndrome）（保险界会这样称呼）可以被替换为对重要关系的丧失的平静接受，就像我们在哀悼亲人的逝去一样。这可以作为个人成长和关系发展的契机，对伴侣生活和他们为人父母的角色都大有裨益。

## 邀请同胞

邀请同胞参加伴侣治疗是完全不同并且经常被低估的话题。有时，向兄弟姐妹寻求帮助是件很困难的事情，尤其是如果同胞间存在严重的三角化和偏袒的情况。成年同胞之间的竞争和长期疏远往往是孩子们从小就扮演扭曲角色的结果。可能因为某个孩子是第一个出生的；也可能是由于孩子的性别或家庭事件，如死亡、突发的创伤或（父母的）敌对性分离，导致失功能的联盟和僵化结盟出现，孩子之间产生对立，或造成非常痛苦的情感疏远。后一种情况通常出现于一个孩子被迫与父母中的一方生活，而他/她的同胞则与另一方生活，在成长过程中逐渐形同陌路。

邀请兄弟姐妹参加治疗，可以让他们重温那些可以共享重要成长经历的生活阶段。这样的邀请还可以修复同胞间的各种关系扭曲，这些扭曲是由于他们在家庭中扮演僵化的角色，因此难以建立同胞间的联盟而造成的。我们已经看到，当同胞间难以达成彼此理解，取而代之的是相互竞争和相互指责的态度时，在原生家庭中习得的这些相处模式很容易在伴侣关系中重现。

▶ 胃上的一个洞

卢卡的故事就是个例子，展现了母亲的去世如何加剧同胞间的情感疏离。卢卡是个40岁左右的男人，与妻子的关系深陷危机。妻子抱怨卢卡总是把自己隐藏起来，完全无法表露自己内心深处的情感，也讲到这种情形如何对伴侣关系造成致命威胁。在治疗过程中，卢卡鼓起勇气邀请了他的姐姐们，他与她们的关系一直非常冷漠、疏离，尤其是在母亲去世后。因为母亲寡居多年，生前一直是孩子们的情感中心。母亲过世后，姐姐们仍然会不时聚会和相互支持；但卢卡切断了与过去的联系，不再把姐姐们当作自己成年后生活的支点，尽管他小时候曾得到她们的关心和爱护。卢卡的姐姐们对他的感情问题一无所知，也不与他见面，更不用说他的妻子和女儿了，当然他们住在不同的城市也是原因之一。

姐姐们的到来让他们深深陷入了丧母之痛，而卢卡从未谈及此事，因为他从不愿与家人、朋友和同事谈论母亲的死。事实上，卢卡当时甚至拒绝参加葬礼，不知道母亲葬在哪里。在长时间的沉默之后，卢卡终于开口说出很多年以来自己像是有个"胃上的空洞"，它与母亲的去世有关。由于卢卡是唯一的儿子，又排行最末，因此他是母亲最宠爱的孩子。在治疗师的邀请下，卢卡听他的姐姐们讲述了母亲的葬礼、当时在场所有人的情绪，以及她们因为卢卡的缺席而感受到的痛苦。卢卡的姐姐们流着泪说，她们不仅失去了母亲，还失去了一个小时候一直被姐姐们无微不至关爱着的弟弟。情感占据了上风，三人尽情拥抱，冰释前嫌。会谈最后，治疗师建议卢卡和他的姐姐们一起去看看母亲的墓地，以修复他们所有人的情感伤痛。卢卡的妻子也在会谈现场，以一种得体的方式参与了这一神奇的和解时刻，同时她也有很深的情感触动。在后续的治疗中，她表示卢卡在与姐姐们会面后发生了很大的变化，"他不再是以前的那个卢卡了，现在他和我说话了！"

就像在邀请父母时可能会出现的情况一样，与同胞坦诚相待、达成和解的愿望并非总能实现。我们遇到过一些冷漠的家庭，同胞间因为父母造成的旧怨或角色扭曲丝毫没有改变。即便如此，让成年人重新开始接触关系疏离的同胞，这是种新的、真实的尝试，而尝试本身就具有治疗价值。它可以将一个人因为感到失落或付出的情感未得到回报而产生的对同胞的愤怒、怨恨，转化为真实的丧失之痛。正视同胞对于自己的求助大声地说"不"，成熟的成年人可能会以平静的方式接受情感上的疏离，就像它已经真的死去。接受是一种积极的复原因素，可以促进个人及伴侣关系的成长，因为过去的故事与创伤和当下的生活之间已经有了清晰的界限。

### 邀请前任关系中的子女

当下，随着全球分居和离婚现象的激增，重组新的核心家庭与组建传统家庭的概率已经几乎相当。同居并组建包括双方前任关系中的子女在内的新家庭，这个过程并不容易。我们将在下一章详细讨论这个问题。

邀请前任关系中的孩子参加伴侣治疗会很有启发意义，这与邀请伴侣共同生育的孩子是完全不同的，尤其是如果这个/这些孩子已经成年。有时，这类孩子会充当特别脆弱的父母的"保镖"，或者承担起父母的角色。无论如何，这些孩子都是伴侣某一方过去的家庭关系的特别见证者，也是家庭发展重大事件的见证者。子女对父母的许多亲密关系和性格特征都了如指掌，有时甚至比父母的新伴侣了解得更深。在建立一个重组家庭的过程中，这些孩子往往就像力量的天平，如果孩子认为自己父母的分离是个激烈的破坏性过程，或者与继父/继母之前的子女相比，甚至与这对新伴侣后来共同的子女相比，自己感到被遗弃或没有得到足够的关心，那么他们就有可能使新家庭的建立陷入危机并无法成功。在这种情况下，敌对性的分离、对抗、竞争、偏袒和各种三角关系，任何一个因素都可能动摇新的家庭核心。相反，如果这些情况都没有发生，那么前任关系中的子女就会带来增值效应，丰富新家庭的日常相处。

▶ 黛博拉不见了

格雷格和露易丝同居多年后，一起来到伴侣治疗中心。他们各自结束上一段婚姻后，在伦敦相遇、相恋。露易丝有两个成年的年轻女儿，而格雷格有两个年过三十的儿子。他们离婚的原因大不相同，但都结束得很痛苦。在露易丝的上次婚姻中，丈夫一直对她实施身体和精神暴力，在女儿还小的时候，她以激烈的方式带着孩子们离开了丈夫。另一边，格雷格深爱的妻子因为罹患肿瘤，身体逐渐衰弱，于多年后过世。格雷格对自己的儿子们有保护和担忧的心态，尽管他们现在的生活没有任何问题。

露易丝作为一名建筑师，事业有成、社交活跃；而格雷格则独来独往，经常待在家中的车库里，摆弄喜欢的汽车模型。格雷格第一任妻子黛博拉的阴影一直伴随和干扰着格雷格和露易丝的关系发展，同时，格雷格对路易丝在职业上取得的成功也有几分嫉妒。格雷格在孤儿院长大，他唯一怀念的童年记忆是一位老师给予他的情感支持，他与这位老师建立了深厚的感情。其余的都是被无情抛弃的故事，直到遇到黛博拉并与她共度了几年时光之后，他的生活才发生了好转。格雷格说，黛博拉是个非凡的女人；在伴侣治疗过程中，他不断重复着这句话："但现在她走了！"

　　格雷格在治疗过程中也很沉默寡言，但当回忆到黛博拉时，他的情绪一下子就高涨起来。露易丝非常爱格雷格，但在与格雷格的情感关系中，她经常感到自己像个"备胎"，不得不待在"候补"的位置，而格雷格也不愿意做出任何形式的情感表达。情况转机出现在格雷格终于同意邀请他的成年儿子们参加治疗会谈后，此前他曾多次拒绝。格雷格说，他一生中从未向儿子们提出过任何要求，在伴侣治疗中请儿子们来帮忙对他来说是完全不恰当的。格雷格还说，他不想因为会谈中谈到黛博拉去世的话题而让儿子们再次经历痛苦。

　　尽管如此，格雷格还是鼓起勇气邀请了儿子们。他们接受了邀请。两个儿子看起来都是成熟而温情的男人，多年来一直都不回避谈论母亲的过世。其中的长子不幸患有癌症，但他也能勇敢应对；幸运的是，经过手术和化疗，他的病情得到了控制。格雷格的儿子们很快就提到了母亲的话题，他们不明白为什么最需要帮助的父亲却坚持要保护他们，不让儿子卷入自己的生活。事实上，格雷格从不愿意与儿子们谈论黛博拉和她的漫长病程及过世，这导致格雷格剥夺了儿子的信任。格雷格的一个儿子说："爸爸从不和我们讲他自己的事，我们很高兴这一次他终于开口向我们求助！"儿子们的出现似乎卸下了父亲的盔甲，他终于可以从恐惧和"孤儿综合征"中解脱出来，更真切地生活在与露易丝的关系中。儿子们在治疗中的积极表现让格雷格看到，母亲去世后，儿子们的生活仍然能继续下去，并且能够享受与新家庭在一起的时光。格雷格先前是孤儿，后来成为鳏夫，如果他能接受这些丧失，同时走出自己的车库，那么他的生活也能继续下去。

## 对伴侣动力的积极影响

从我们之前的讨论中可以看出，与原生家庭的会面对于伴侣关系的动力发展有许多积极的影响。毫无疑问，最重要的成效之一就是增进了伴侣间的团结，即使伴侣之间存在剧烈冲突。就好像原本是冒着风险与原生家庭会面，结果却意想不到地在彼此间产生了更多的理解和善意。这就类似在共同经历了人生大考验或应对共同的危险后，伴侣双方发现他们的关系更亲近了。这里的考验就是重启与过去的对话，而这种对话往往是痛苦的，且充满了尚未愈合的伤痛。而这种亲近感往往体现在亲昵的举动、鼓励的表情，以及在对方的故事中能够看到自己。

另一个成效是伴侣对对方的成长经历更加好奇。许多关于重要生活事件或死亡的信息并不新鲜，甚至可能已经成为伴侣间讨论、交流甚至争吵的主题。但是家庭讲述它们的情境可以是新的，尽管存在代代相传的偏见或行为模式，但新的情境仍然有可能让家庭叙事有瞬间的变化和转换。通过与父母、同胞、叔伯阿姨等成长过程中的重要见证人一起回忆被遗弃、哀悼和痛苦的经历，伴侣双方都能对自己和伴侣关系有更深刻的认识，并对个人、伴侣和代际之间的界限有更好的感知。

# 8. 让儿童作为伴侣治疗的顾问

在本书的引言中，我们提到了家庭治疗的历史性错误：划清家庭治疗与伴侣治疗的界限，好像它们是两个完全不同的学科和方法。这样做其实背离了系统思想的基本要素，在系统思想中，相对于单个部分观察，整体性处于元层面，而不同家庭子系统之间的联系对于理解每个子系统内部发生的事情至关重要。例如，当专注于孩子这个子系统，我们同时也会观察到父母子系统。此外，如果我们关注伴侣子系统，就必须观察其与各自原生家庭和子女子系统之间的联系。

家庭疗法之所以诞生，是人们希望将治疗重点从个人（被视为单一个体）转向家庭（更大、更复杂的系统）。这样一来，无论是成年人还是未成年人，甚至明确诊断的患者，他们所提出的问题都会被讨论，从而将家庭作为来访者和主要资源，以便仅针对个人问题进行评估并提出有效的治疗方案。在伴侣治疗方面，也犯了与个体治疗相同的错误。伴侣双方提出的问题，不是作为家庭问题的新方面来评估，而是只作为专属于伴侣关系的维度来评估。

子女和原生家庭并不是伴侣治疗不可分割的一部分，伴侣治疗主要集中在两个不同性别或同性别成年人之间的交流模式上，他们已达成伴侣协议，通常共享一个家，并有不同持续时间的情感和亲密关系。这些伴侣通常都有孩子，与孩子一起成长，和孩子同甘共苦，并将孩子视为生活的中心，甚至为了孩子付出和/或牺牲大量时间与精力。然而，如果这对伴侣发生了重大冲突、深陷危机或濒临分居，这就成了伴侣和子女独有的问题，特别是如果孩子还很小，家长就必须保护他们，避免孩子卷入伴侣间的冲突，就好像这些冲突与子女无关一样。伴侣关系治疗师通常也会强调，对孩子必须采取同样的保护态度，认为邀请孩子参加治疗是不合适的，以免让孩子接触到对年龄幼小的他们来说过于痛苦或具有爆炸性的话题。至于青少年，他们的出现就更不合适了，因为如果邀请青少年参加家长的伴侣治疗，他们可能会把自己的愤怒和痛苦添加到伴侣问题中，而伴侣问题本身就已经够复杂了。

在1988年（Andolfi, 1988）及之后的出版物中（Andolfi, 1994；Andolfi, Falcucci, Mascellani et al., 2007），我们讨论了用尊重孩子非凡的关系能力来代替对孩子的过度保护的必要性。让儿童和青少年发表意见，对我们来说是治疗任务也是教育任务，以解决文化和专业上的陈旧观念——认为儿童是不能察觉和表达的，对作为成人和父母的伴侣问题置若罔闻。恰恰相反，这些问题会直接影响到孩子，尤其是当家庭生活的连续性似乎因伴侣间的敌意而受到损害时。在这种情况下，对于父母和那些愿意并懂得倾听孩子心声的治疗师来说，孩子的声音可能弥足珍贵。

# 孩子的象征性存在

与原生家庭的情况一样，孩子从一开始就可以通过象征性的方式出现在伴侣治疗中，从而立即扩大会谈的概念和情感框架。

## 孩子的照片

即使面对明显的伴侣冲突，我们也很容易要求这对伴侣在进入战场之前先给我们看他们孩子的照片。一般来说，这种要求会得到愉快和自豪的回应（"孩子是我们最棒的部分！"），并暂时中止了两个成年人因感情问题而向治疗师寻求帮助时所产生的敌意和挫败感。治疗师在看到孩子照片时表现出的好奇心及父母的言语和非言语反应，使一系列问题可以被问出口。这些问题的目的是了解亲子关系的质量和兄弟姐妹之间的联盟。就外貌提出问题就已经足够了，比如"孩子的黑眼睛（或绿眼睛）/迷人的微笑/头发的颜色随谁？"或者问关于性格特征的问题（照片也可以传递出气质和凝视的强度），以便初步了解家庭联盟和孩子扮演的功能角色。

父母的钱包或皮包里经常会有孩子的特别照片。这些照片不一定都是最近拍的，但却具有重要意义，因为它们捕捉到了神奇的瞬间或某些场景下的笑容，也许是在家庭更幸福的时光里与父母一起旅行时的照片。还有一些是祖父母与孙辈的合影。通过孩子们过去的照片重新唤起以前的家庭发展阶段是非常有用的，这样可以在面对任何需要干预的伴侣问题之前，对于家庭作为一个整体及父母的功能有概念。此外，这还能让治疗师立即进入家庭，从而减少求助者与以专家自居的治疗师之间可能产生的距离、不信任和等级制度。在好奇心和寻找家庭价值的基础上，通过引入积极的情感氛围，我们往往能够避免在治疗过程中产生评判性的语境。同时，我们还能降低治疗师被三角化的风险，避免被迫站在一方而非另一方的立场上而无法保持专业上的同等距离。当伴侣带着不同的目的来接受治疗时，采取不平衡立场的风险就更大了。一方希望改善伴侣的生活，而另一方则希望在伴侣遇到困难时首先帮助孩子。

## "假如"问题和治疗空间的使用

对于儿童来说，**"假如"**（as-if）问题也非常有用，可以使他们在咨询中的存在感更具体。让我们来看几个例子。

如果你的大儿子在这里，他会坐在哪里，你的小女儿会坐在哪里？是坐在你们中间，还是坐在边上，或是坐在她妈妈的腿上，又或者在地板上玩耍？

如果你儿子在这里，我问他我能帮你什么忙，他会怎么说？

如果你的女儿在这里，我问她是否认为你们能克服目前的困难，她会怎么回答？她会告诉我要从哪里寻找你们家庭的积极因素？她认为父母的原生家庭中，哪些人可以帮助她的父母？祖父母？叔叔？姑妈？

你的孩子认为伴侣治疗对解决你们目前的问题有帮助吗？他们害怕你们会分开吗？

孩子认为你们分开后会发生什么？

假设性问题可以有很多，可以根据会谈的情感背景和提出的问题进行调整。这样做的目的是让父母双方都能设身处地地为子女着想，并作出回应。这通常会使父母产生强烈的情绪，他们必须与自己的子女，以及子女的恐惧、希望和想法产生共鸣。通过在对话中引入第三方（孩子），我们可以扩大回应的范围，并观察在必须将自己与孩子相联系时每一方的情绪反应，或一方观察另一方为孩子所做的情绪反应。伴侣中的任一方都更容易设身处地地为孩子着想，而不是为其伴侣着想，尤其是在伴侣双方已经建立起防御屏障的情况下。

通过询问"如果孩子在场会坐在哪里"的问题，我们可以初步了解家庭关系和这对伴侣的功能。我们想象一下父母可能选择的空间布局。一种可能是三个孩子坐在中间，父母坐在两边。另一种可能是父母中的一方坐在中间，将两个孩子分开，父母中的另一方坐在较远的地方。还有一种可能是一个小孩在父母两人中间的地板上玩耍，另一个小孩（青少年）坐在靠近门的位置。空间是人际关系的隐喻，通过空间来观察一个家庭的人际关系动态，可以让我们看到它的优点和缺点，从而对它的运作有整体的认识。在这一框架下，我们更容易了解伴侣问题的来龙去脉，理解问题背后的原因，并确定可能的治疗方向。伴侣谈论他们的危机、误解和挫败感。然而，家庭已经在治疗室里了，对于改变的建议将来自家庭（来自原生家庭，同样也来自孩子）。

## 想象中的孩子

在伴侣治疗中，孩子的象征性存在是非常有用并能丰富治疗的，因此我们可以要求一对还没有孩子或根本不想有孩子的伴侣在治疗中为他们的孩子代言（Andolfi, 1994）。我们可以用非常具体的方式让这对伴侣想象一下，如果他们有了孩子："如果你们有了孩子，会是男孩还是女孩？会是多大年纪？"这种观察很有启发性，可以看到当两个成年人被要求想象如果他们有孩子时，会如何转变并产生好奇心，即使是在他们已经决定不生孩子的情况下。因为想象不会对他们的关系构成威胁，也不要求他们实际承担为人父母的责任。这实际上是一种虚构的游戏。最初双方可能有些犹豫，但最终都愿意假戏真做地玩耍：

| | |
|---|---|
| 妻子： | （高兴地说）那他会是个叫亚瑟的六岁小男孩。 |
| 治疗师： | 那么，这将是他独自上学的第一年。 |
| 丈夫： | 是的，但亚瑟是个成熟的孩子，没有我们，他也能过得很好。 |
| 治疗师： | 他从谁那里遗传到这种成熟？母亲还是父亲？ |
| 妻子： | 肯定是从他妈妈这。我六岁时就自己去上学并且在家外面的公交站自己坐公交车。 |
| 治疗师： | （对丈夫说）你是不是花了更多的时间来成长？ |
| 丈夫： | 当然，我的父母非常保护我。甚至当我结婚时，他们很痛苦……我是他们唯一的儿子，一旦我离开家，母亲就会感 |

到非常孤独；父亲从来不在！

几句话之后，亚瑟似乎成了这个家庭中的真实的孩子，这让我们能够收集到一些重要的信息，了解两个原生家庭的关系风格及可能存在的伴侣连锁关系。此时，我们很容易继续问这对"父母"，如果亚瑟在场，他会如何帮助治疗师。我们可以提出与上述相同的**"假如"**问题，并引导双方进行更真诚的思考和感受，他们可以通过假想的第三人（亚瑟）来讲述他们的问题，以及希望找到积极的冲突解决方案的共同愿望。亚瑟将作为积极的存在留在治疗室里，当我们希望扩大观察范围时，我们可以不时地提到他。以后，或许会有个真正的孩子诞生，他的名字就叫亚瑟，以此来提醒我们，这个重要的存在曾在一段艰难的时光中温柔地陪伴并在感情上支持着这对夫妇。

即使处于危机中的伴侣已经有了孩子，也可以在治疗过程中创造假想的第二个孩子。在这种情况下，假想游戏也能让我们更好地了解这对伴侣的关系动态，而且，每当真正的孩子被邀请参加治疗时，我们可以和他或她一起探讨，如果他或她有个小弟弟或小妹妹，家里会发生什么变化。在被亲职化的孩子面前，想象有小弟弟或小妹妹的存在可能是一种探索方式，探讨他们如何分担照顾父母的重大责任，以避免因父母分居而导致家庭分裂的风险。通过假想第二个孩子的存在，让真实存在的孩子说出自己的恐惧，或详细阐述孩子因为要比父母更成熟或在父母争吵时保护他们而遭受的情感虐待，这可以是一种非评判性但切实的方式，让伴侣反思自己对孩子的责任，并以更强的对个人和对关系的尊重取代指责和相互批评。

# 为什么邀请孩子参加伴侣治疗

我们都知道，在每一种文化和家庭结构中，孩子都是最珍贵的，也是伴侣双方之间最牢固的纽带。虽然邀请原生家庭的成员参加治疗可能是一项复杂的工作，并会引起伴侣双方的强烈抵触，但一般来说，要求子女出席治疗能更容易地帮助治疗师更好地了解这个家庭。然而，父母总是会有某种担心，害怕孩子会过多地参与进来，并对孩子持保护态度，尤其是孩子还小的话。如果父母正处于分离过程中，而子女被以某种方式卷入了敌对氛围，被迫站队父母的其中一方，那么父母就更不愿意接受治疗师的请求。子女（尤其是青少年）对自己的判断感到内疚和尴尬，这可能会成为父母在子女面前暴露自己的障碍。因此，对于这种邀请，以及对原生家庭成员的邀请，重要的是要把握好时机，并征得伴侣双方的同意。可以在治疗初期、治疗陷入僵局时，或者在治疗的最后阶段，与孩子进行特别的交流，以打破隔阂。

## 伴侣的阻抗与积极倾听

当然，在治疗过程中让孩子在场可以减少伴侣双方的阻抗，促进双方进行积极倾听。鲍文（Bowen, 1979）指出，当伴侣不再能够互动时，他们最终会自动地对对方的话做出回应，但并没有倾听。在这种情况下，孩子的话语应该受到极大的欢迎，因为它不那么虚伪，且更能自由地表达真实的想法和感受。临床经验使我们赞同施纳奇（1997）的观点，即在伴侣内部，尴尬和失败感的产生不仅是因为一方侮辱、冒犯或伤害了另一方，还因为强大的相互保护机制被激活了。在这种机制中，对现实的否认占了上风，并且随着时间的推移筑起了一道防御墙。为了在治疗的第一阶段打破这堵墙，探索和强化父母的"我们"（we-ness）可能是有用的，这样就能进一步面对伴侣间关于"我们"的更独特和更脆弱的部分，而孩子出席治疗可能是加强父母联盟的特殊机会。

## 游戏性和创造性

在治疗过程中，孩子的存在创造了开放的环境，能让孩子们尽情玩耍、发挥创造力。我们经常使用一根魔法棒，上面有许多星星，让孩子挥动魔法棒，变个"魔术"，让家庭恢复和谐。通过这种方式，我们表达了改变的希望和结束伴侣间敌对或暴力行为的愿望。观察孩子们的想象力和父母的情绪反应是件美妙的事情，他们设法参与到创造性的游戏中，就好像这是现实一样。

有时，我们会借助编造童话故事的方式来消除伴侣间的冲突。通过这种方式，我们和孩子一起创造一个故事，故事有个通用的脚本，总是以这样的话开头："从前，有一个幸福的家庭……"，然后描述发生了什么样的事让每个人都感到悲伤或愤怒，最后发现道路可以朝另一个方向延伸，让每个人都能回到"从此开始幸福的生活"。治疗师可以这样开始童话故事："从前有一个家庭……"，然后交由孩子继续，最后由父母结束。通过童话故事，父母可以摆脱僵化和防御性立场的负担，向自己的伴侣、子女和治疗师传递改变的隐性信息。

在其他情况下，绘画可以作为一种投射工具，要求儿童画出家庭的主要人物和他们周围的世界。一般来说，儿童对家庭关系的看法会从绘画中显现出来。通过孩子使用的颜色，可以描绘出每个家庭成员的感受和心理状态。对于愤怒或焦虑占主导地位的伴侣，我们可以让孩子用记号笔在纸板上作画来描述这些感受。利用孩子的想象力，愤怒可以表现为一座喷发的火山，焦虑可以表现为一条吞噬了所有家庭成员的小蛇。然后，我们可以询问家长，在孩子的画作中看到了多少有关自己的影子，他们可以在画作上签名并带回家。这些画可以挂在厨房里，让大家思考如何避免火山爆发，以及如何与小蛇保持必要的距离。

## 在各代人之间划定更加和谐的界限

正如我们在前几章中所看到的，在一方或双方成长过程中出现的代际扭曲也可能加剧伴侣的危机。同样的危机也可能存在于伴侣对待孩子的关系中，如果出于各种原因，代际界限过于脆弱，或者由于偏袒、僵化的三角关系、对无意中被亲职化的子女造成的情感虐待、面对紧张的家庭关系或压力时孩子出现的各种症状而使代际界限受到侵害，这种危机就会出现。与伴侣合作的一个重要方面是为所有人重新建立更健康的代际界限，以恢复伴侣之间的联盟及子女系统中兄弟姐妹群体的联盟。从这个意义上说，有子女出席的会谈对于使僵化的三角关系转变为灵活的三角关系非常有帮助，子女可以成为代际之间的情感纽带和关系桥梁。为了说明兄弟姐妹在处理父母之间的冲突时如何因各自所扮演的角色而分裂，我们提供了以下例子。四个子女应邀参加了与父母的会谈。最大的孩子佐伊今年10岁，承担了在父母发生激烈争吵时进行调解的角色。在会谈期间，我们观察到三个较小的孩子一直在房间中间开心地玩耍，而佐伊则一直坐在父母中间，摆出一副大人的严肃表情。

**治疗师：** 你愿意坐在哪里？是和弟弟妹妹在地板上玩耍，还是坐在父母中间？

**佐伊：** 和他们一起玩。

**治疗师：** 那就去吧！

**佐伊：** （眼中含泪）我做不到！

▶ 红牌和黄牌：难以对付的伴侣的故事

安妮和戴维在都柏林相识，当时他们都在都柏林求学，并经历了一段热恋。为了这段爱情，戴维抛弃了一切：他的家人、朋友和都柏林大学的工作。他搬到了另一个大洲的国家——澳大利亚，在那里，他人生地不熟，十二年后仍然觉得自己是个外国人。戴维搬家时，安妮正怀着他们的第一个孩子乔纳森；因为她希望乔纳森出生在悉尼，这样乔纳森就可以由她年迈的父母来照顾。夫妻俩的爱情在很久以前就已经消失殆尽了，取而代之的是双方原生家庭不断的指责和争吵，双方都会当着孩子的面批判对方。第二个孩子乔尔的出生是因为夫妻俩都喜欢孩子，也因为他们希望第二个孩子出生后"一切都能好起来"。事实上，对戴维来说，孩子们就像是他的情感财产。亲子之爱是戴维仅有的一切，但他对孩子们缺乏尊重，因为他将孩子们卷入了与安妮的公开战争中。而安妮则把孩子们当成是送给她父母的礼物，她父母憎恨戴维，认为他毁了安妮。

与这对夫妇的对话非常有戏剧性，因为每个人都有伤害对方的惊人能力，但又不会屈服于对方的攻击或离开房间。让我们想象一下，两个孩子就像生活在雷区，随时都有可能发生爆炸。与此同时，安妮和戴维也很高兴能找到安多尔菲：这位治疗师并不害怕站在他们攻击的火线上，而是能够保持冷静，与伴侣双方保持专业的等距离。安多尔菲探讨了双方的原生家庭，以及他们各自在成长史上需要偿还的"债务"。他们通过网络视频通话与住在地球另一端的男方父母进行了一次对话。戴维的父母非常激动，恳求治疗师帮助戴维回到都柏林，那里有他的一切；并让戴维离开他那"疯狂"的妻子，虽然戴维声称他还爱着她。在继续治疗这对夫妇的过程中，安多尔菲触及了两人在家庭事件中的痛苦，从而赢得了他们的信任。然后，安多尔菲建议邀请两个孩子参加一次特别的会谈，而安妮和戴维需要坚定地承诺在这次会谈中休战，不再像往常那样争吵。父母对于与孩子们会面的积极性非常高，这一点从他们同意参加就可以看出：因为作为信奉东正教的犹太人，星期六是禁止开车的；于是，他们四人都徒步前来，他们步行了四千米。

首先是对两个男孩的外貌和行为的观察。他们非常英俊（我们常常错误地认为家庭战争会导致"怪物"的出现）。孩子们面带微笑，随时准备帮助治疗师，就像他们的父母告诉他们的那样。乔纳森11岁，看起来是两个孩子中比较活跃的那个，似乎是家庭的专家；而乔尔则更多地表现出恍惚的一面，不那么自信。我们开始谈论学校——孩子们都是出色的学生——然后很快聊到游戏机（X-box）、国际足球联合会（FIFA）等话题。因为治疗师有一个和乔纳森同龄的儿子，所以很容易理解孩子们的数字世界。此外，两人都踢足球，乔纳森穿着一件巴塞罗那足球俱乐部的球衣，球衣背后印有该俱乐部最著名的球员之一利昂内尔·梅西（Lionel Messi）的名字。治疗师祝贺这对父母，他们有两个很棒的孩子，尽管孩子在很大程度上被卷入了父母的冲突中。

安多尔菲建议他们都签署一份治疗合同，让孩子们远离父母的争吵，如果做不到，也至少不要让孩子们陷入三角关系。乔纳森和乔尔必须在与父母讨论并征得他们同意后，写下合同条款。治疗师借用足球比赛中的红黄牌规则，提出了红黄牌的比喻——取决于父母的过失是轻微的还是严重的。男孩们对"红黄牌"的概念很感兴趣，并很快找出了父母的三个直接影响到他们的不良行为：打架、互相说脏话，以及当着孩子的面说对方原生家庭的坏话。安妮和戴维被儿子们的诚实和纯净所打动，承诺遵守合约。孩子们的任务是写日记，在其中记录父母违反合同的细节和情况，以及违反合同的行为是该被"黄牌警告"还是"红牌罚下"。事实证明，合同的方法非常有效。从与孩子们进行第一次谈话到三个月后与他们进行第二次谈话，这期间合同的效果被评估了：这段时间里，夫妻俩违反合同的次数明显减少；红牌几乎消失了，甚至连黄牌也逐渐减少了，大家都很满意。一旦家长和孩子之间的界限更加明确，就可以更有效地开展解决伴侣间关键问题的工作，并解决与各自原生家庭之间尚未愈合的创伤。

## 给家长打分

在评估方面，在各种不同情况下，我们会邀请学龄期儿童担任顾问，从而营造出课堂氛围。我们请孩子们到黑板前给父母打分，就像他们在学校里一样。我们解释，治疗是一种生活学校，这是孩子们评价父母表现的特殊机会。更何况，谁能比子女更了解父母呢？从孩子出生起，他们就有幸成为家庭动态的见证者，见证父母如何面对生活中的各种事件，包括困难，无论是与孩子一起还是与伴侣一起。观察两个成年人在等待孩子评价时的紧张和好奇，以及他们愿意接受孩子的批评和积极评价，这种体验是无价的。

让父母接受孩子的评估，这个想法似乎显得不尊重父母的角色，甚至让孩子对父母进行评判也被认为不太合适。恰恰相反，我们认为，孩子会看到成人的行为，并形成自己的看法。他们生活在同一屋檐下，无论是正面的还是负面的，都会耳濡目染。孩子不仅对父母的角色有自己的想法和担忧，而且对伴侣间更亲密的空间也有自己的看法和顾虑。可以说，孩子是在所谓的"场上位置"观看的。如果父母睡在一张床上，牵着对方的手，或者晚上一起出门了，孩子就知道一切都很好。但是，如果爸爸睡在沙发上、妈妈睡在主卧室（即使在家里父母倾向于回避对方），或者父母经常吵架，孩子们就知道一切都不好，他们担心会发生可怕的事情，或者父母可能会分开。

让孩子有发言权，让他们表达自己对父母行为的看法，这对双方都有启发意义。此外，孩子一般都有真正的公正感，会把事情说清楚，不会虚伪，也没有必要给父母贴上负面标签。当孩子在黑板上给父母打分时，这仍然只是个游戏；但通过这个游戏，孩子可以给父母和治疗师提供非常有用的信息。对孩子来说，在一学期内从40分到100分总是有可能的，只要肯努力！

# 邀请幼儿参加治疗

　　显然，新生儿或蹒跚学步的儿童不能作为顾问被邀请参加治疗。然而，他／她的存在和积极的活动可以为家庭关系的质量提供大量信息，尤其是在伴侣关系出现危机的初期，或者可能是从伴侣二人世界向三人世界微妙过渡的时候。在这一阶段，越来越多的伴侣要求进行心理治疗，因为在面对伴侣间的误解或脆弱的关系时，孩子的存在似乎更多地带来了分裂而不是团结。当有新生儿或幼儿在场时，我们可以看到治疗气氛与只有伴侣两人时相比，会发生怎样的变化。我们经常会看到治疗室里增加了活力、笑容和热情。我们可以观察到父母双方是如何抱孩子或与孩子相处的，以及父母中的一方是如何参与或保持距离的。许多伴侣不知道如何分享情感或分享孩子，这可以从他们的坐姿、动作和占据治疗空间的方式中看出来。

　　在某些情况下，孩子可能会与特别脆弱的父母做出相同的情感表达。因此，孩子可能会有一张悲伤的脸，反映出父亲情绪低落的样子，或者婴儿可能会紧紧抱着她的母亲，更多的是为了获得保护而不是情感交流。如果父亲在房间的一侧，保持疏远和忧郁，而另一侧的母亲则与三岁的女儿玩得很开心，那么我们可以想象，这对夫妻的"情感离婚"已经发生，而母女则是"新的伴侣"。毫无疑问，这些都是在治疗过程中必须验证的视觉印象。然而，治疗直觉必须经常被加以利用和讨论。例如，我们可以问母亲，这对"新"伴侣（指母亲和女儿）在一起多久了，"原来的"那对伴侣（丈夫和妻子）发生了什么事。或者，我们可以问丈夫，他有多久没觉得自己是家里的一员了，他应该怎么做才能够让女儿和他一起玩耍或者开心地坐在他的膝盖上。我们甚至可以邀请小女孩来做个实验，让她靠近爸爸，和爸爸一起玩耍，以观察妈妈是否会感觉到自己被抛弃的危机。有些孩子在治疗过程中总是不停地走来走去，仿佛希望所有的注意力都集中在自己身上。可能的解释是，如果孩子停下来，或许会出现其他更严重的问题。

在所有的情况下，让小孩子参加与父母的谈话，往往会给他们带来新鲜的空气。它让处于危机中的伴侣有可能听到孩子的声音，包括肢体语言和面部表情，并通过孩子了解如何找到希望和改变的途径。有时，孩子的天真、可爱会受到父母自尊心的挑战，孩子会选择保持防御姿态，而不是在关系中冒险暴露自己。可悲的是，在这种情况下，孩子似乎比父母更成熟。然而，这种看法并不意味着对父母的指责。相反，我们需要强调一点，那就是让他们找到力量，重新确认谁是父母，以及谁是子女。我们完全可以开玩笑地对家长说："你知道吗，我真没想到你会比你儿子还年轻。不过别担心，如果你有决心，你可以在几个月内长大30岁！"

# 青少年子女作为伴侣治疗的顾问

让青少年子女参与治疗过程则有所不同，因为他们不太愿意公开向处于危机中的父母提供帮助。与幼儿相比，青少年的语言更矛盾和隐晦。但是，这并不意味着他们的语言在引发改变方面的作用会减弱，只要以正确的方式去倾听和解释。临床经验告诉我们，青少年是如何把伴侣间的怨恨和失败扛在自己肩上，并让自己成为释放紧张和攻击性的阀门，而这种紧张和攻击性至少在一定程度上是与青少年无关的。在极端的情况下，青少年可能会成为伴侣双方或者一方对抗另一方的"武装力量"。父亲与青春期的儿子或女儿之间的许多言语攻击行为都可能是由不信任和充满怨恨的妻子引发的，她不是自己直接面对夫妻间的冲突，而是将儿子或女儿置于她的位置，让孩子与父亲发生公开冲突。

青少年无疑是家庭成长及家庭发展危机的特殊见证者。因此，他们会对父母一方的错误、推诿或遗弃采取非常挑剔和尖刻的态度，就好像青少年必须保护弱小的一方（通常是母亲）免受另一方的攻击或自私的伤害。通常当这些孩子应邀参加会谈时，会说自己长期以来就像弱势父母的保镖，就仿佛他希望平衡家庭中的权力结构一样。在父母一方有婚外情的情况下，这种行为会更突出，一些孩子会与遭受伤害的父母一方结盟，这种伤害通常难以克服。有时，在治疗过程中，孩子会毫不犹豫地公开揭露一方出轨对于另一方造成的影响，以及可能导致家庭破裂的后果，因此他会以极为挑衅的语言推动改变。治疗师必须倾听有时感到绝望的青少年的心声，他在以自己的方式努力帮助父母实现艰难的和解，并帮助伴侣找到彼此间重要的信任和尊重。

特别的是，青少年让我们明白，僵硬地划分属于伴侣双方的领域和涉及整个家庭的领域是多么的虚幻，因伴侣之间缺乏尊重、信任和亲密关系而造成的代际扭曲，它所带来的影响往往表现在青少年的攻击性行为上。因此，在这种情况下，我们必须帮助陷入困境的伴侣重新建立明确的代际界限，无论是与子女的关系，还是与各自原生家庭的关系。另一方面，不可否认的是，陷入伴侣游戏中的青少年（有时长达数年之久）可能会为自己建立多重和混乱的身份，这对于其成长有相当大的风险。

事实上，许多青少年时期的抑郁状态或暴力和破坏性行为被当作家庭治疗中最紧要的问题来处理，但这只是伴侣关系紧张和失败的冰山一角，也是原生家庭严重干扰下一代命运的冰山一角。因此，我们将这种情况称为**隐蔽式伴侣治疗**（Andolfi, Falcucci, Mascellani et al., 2006）。这种现象会形成恶性循环，伴侣双方的问题会导致子女的行为失调和功能障碍，而子女的行为障碍和补偿性要求又会进一步恶化伴侣双方本已脆弱的平衡关系。不可否认的是，当今青少年越来越多地出现心理病态状况，他们在家中更孤僻，情感更脆弱。这可能是影响伴侣良好关系的另一个危险因素，因为父母认为有必要优先关注子女的心理健康；而与此同时，父母却忽略了培养自己的亲密关系和空间。

## 缺席的父亲和被替代的婚姻

　　马丁是一对夫妇的长子。那对夫妇已经陷入很长一段时间的危机，他们来接受治疗是为了重新找回失去已久的理解和亲密关系。当我们邀请马丁作为顾问参与治疗时，他就像决堤的河水一样，描述这个家庭已经破碎了大约12年了。马丁现在20岁，他说父亲瑞安总是长期不在家；因为父亲作为一名工程师，每年都要在沙特阿拉伯工作好几个月。马丁的母亲罗茜，尽管因爱而嫁给了丈夫，并且接受了丈夫需要长期在海外工作的事实，但实际是，在抚养两个儿子——马丁和弟弟乔治（18岁）——的过程中，她仿佛是一个单亲妈妈。马丁不仅过早地长大成人，而且还是母亲真正的伴侣。在这个角色中，马丁回忆称，他自小就是母亲的情感支柱，母亲独自带着两个儿子生活，出身于一个有长期抑郁症病史的家庭，她曾在精神病院住过一段时间。母亲生活在远离故乡（瑞典）的另一片大陆上，她因为觉得自己抛弃了亲人而感到内疚感和悲伤。马丁在一次谈话中说，他不记得母亲笑过，小时候他会给母亲挠痒痒，就是为了看她笑。

　　这对伴侣来接受治疗，是因为他们希望在多年的肉体分离和亲密关系缺失之后重新找回对彼此的理解。罗茜将自己塑造成一个为孩子牺牲了一生的受害者；而瑞安则为没有理解妻子的孤独而感到内疚，他将自己的父亲角色完全委托给了妻子，并暗中委托给了儿子马丁，但马丁对于"现在要将自己作为母亲真正伴侣的角色交还给父亲"的想法感到非常矛盾和怀疑。此外，瑞安很难重新获得家庭中的重要地位，即使他希望两个儿子接受他作为父亲的身份。

与儿子们的会谈非常有效果，家人对于家庭动态有了更好的理解并重新建立了秩序。事实上，多年来母子之间形成了非常牢固的纽带，我们可以把这条纽带称为母亲的情感生存纽带，而对马丁来说则是功能极度失调的纽带。为了保护母亲，马丁放弃了学业且无法将目光投向家庭之外。与母亲瘦小的身材相比，马丁的体格显得十分魁梧。他们白天大部分时间都待在家里，母亲做家务，马丁则在房间里玩游戏机。马丁从母亲的保镖变成了当地一家夜总会的保镖。在替代性的母子婚姻中，也存在着两种心理上的离婚：一种是指过于疏远的夫妻关系，另一种是指两个儿子的分裂、竞争且拥有相反的家庭功能。马丁致力于保护母亲，因此部分放弃了自己的青春时光。另一方面，乔治是聪明的大学生，与同龄人群体联系紧密。两兄弟之间存在着巨大的情感距离，尽管他们都因此而痛苦，但谁也无法迈出亲近的第一步。与男孩们的谈话非常有用，因为从"兄弟间的离婚"开始（这对他们的父母来说也是非常痛苦的），我们就能在治疗过程中改变扭曲的家庭关系，重新恢复夫妻间的和谐。在随后的治疗中，这位父亲向我们吐露心声：他已经明白，由于他的缺席，儿子们遭受了巨大的痛苦，并且他们最终想要为失去的时光做一些弥补。

# 9. 让朋友作为伴侣治疗的顾问

在伴侣治疗的过程中，伴侣经常会提到在人生的不同时刻与朋友一起经历的重要事件，或者描述与朋友一起度过的特别聚会、旅行和周末。所有这些都有助于反思友谊在伴侣关系中的价值，以及伴侣在社会环境中的开放或封闭程度。可以预见的是，对于亲密、和谐的伴侣来说，朋友是社交网络中的特殊资源，在需要的时候可以让他们获得支持。换言之，伴侣能够分享许多生活体验并共同成长，也知道如何与朋友分享，在遇到困难时可以寻求朋友的支持和帮助。

为此，我们可以简单介绍一对绝望夫妇的经历，他们青春期的儿子在一次家庭事故中不幸身亡，之后这对夫妇要求接受治疗。事实上，在这一悲剧事件发生后，这对夫妇和他们的小儿子立即收拾行李，离开了家，去请求朋友们来照顾他们。朋友们张开双臂欢迎他们，在自己的家里照顾了这对夫妇一个多月，帮助他们克服了这一突如其来的打击。之后，朋友建议他们接受心理治疗，以化解悲痛，重新赋予生活意义。在治疗过程中，从这对夫妇充满感激之情的话语中，我们体会到了这些朋友对人性的洞察力和慷慨胸怀，令人十分感动。治疗师很容易就邀请了这些朋友来参加治疗，从而进一步提升他们在孩子刚去世后最敏感、最戏剧性的阶段就已经开展的"治疗工作"的价值和意义。在治疗过程中，在朋友的陪伴下，这对夫妇开始讨论重返家园的问题，并思考以适当的方式重构家庭和适应已经改变的生活环境。有趣的是，这对夫妇在如此巨大的逆境中寻求的情感庇护所既不是女方的家人，也不是男方的家人。他们的朋友知道如何以关爱的方式分担这对夫妇的痛苦，而不会给各自的原生家庭增添不可避免的、但在那一刻可能过多的痛苦。

与乐意接纳外人的伴侣相比，有些伴侣则非常孤独，情感封闭在家庭的围墙内，完全沉浸在工作和对子女的责任中。这类严肃的伴侣缺乏创造力，情感疏离，责任和义务的重担压倒了伴侣双方的成长。对他们来说，没有玩耍的空间，也无法从事物中找到乐趣，伴侣之间的选择是建立在限制的基础上的。他们在对责任和义务的共同体验中相遇，倾向于对外界封闭，全心全意专注于子女。如果他们允许自己结交朋友，那也是间接地与孩子学校里的同学家长结交，似乎这也是一种社会责任。如果我们让这对伴侣谈谈他们的朋友，他们会对这样的要求感到惊讶，认为这与求助完全无关，而他们的求助往往与一方或另一方的心身问题或抑郁有关。对他们而言，外部世界只存在于工作和孩子的学校中，治疗师的任务就是帮助他们建立能够打破家务束缚的社会关系网络。要做到这一点，首先需要伴侣双方都走出孤独的小天地，认识到自己和对方身上某种形式的活力。

如前所述，在矛盾重重的伴侣中，相互信任似乎已经被指责和不断的批评所取代，因此很难与朋友共享愉快的夜晚，最终也很难保持共享的友谊，在社交关系和友谊中还可能受到批评。在这种情形下，朋友就不再是"我们的"，而是"我的"或"你的"。当相互尊重似乎被公开的敌意所取代时，就会出现朋友最终站队一方或另一方的危险，就像当伴侣濒临敌对、分离时，他们的子女所做的那样。在任何情况下，邀请朋友作为顾问参加会谈都会拓宽治疗框架，使我们能够更好地评估伴侣双方的功能和每个伴侣的个人资源。

我们已经详细介绍了"假如"问题和建立积极象征性存在的作用。我们就可以假设性地问她："如果你最亲密的朋友就在这里，她会如何描述你目前的精神状态？"然后我们可以问他："如果你从学生时代就认识的朋友来到这里，在这个你们家庭最困难的时候，他会说什么关于你的积极话语来帮助你呢？"

即使没有共同的朋友，或在会谈中有"存在偏见的朋友"，在人生如此关键和痛苦的时期，调查友谊对每个伴侣的价值仍将是有益的。比起父母或兄弟姐妹，朋友可能往往更被看作是救生锁和非同寻常的情感支持，因为家庭中的相互保护或者缺乏信任的家庭动态会阻碍伴侣感受到真正被欢迎和理解。一旦长大成人，人们从家中的孩子角色转变为父母角色，这种情况就会出现。他们害怕在原生家庭中表现出自己的脆弱和痛苦，尤其是在他们还没有克服**代际恐吓**情结的情况下（Williamson, 1982）。在这种情况下，伴侣关系的失败和分居，尤其是当他们有了年幼的孩子时，会让伴侣觉得自己被父母评判为犯了人生中的重大错误。他们担心自己得不到欢迎和支持，最终筑起的不是情感上的亲近，而是距离，使他们无法在最需要的时候向家人寻求帮助。在本书中，我们将详细介绍如何克服这些障碍，促进两代人之间的对话。然而，由于这些关系上的困难及友谊的天然治疗能力，邀请朋友作为顾问参加治疗会谈可能会非常有帮助。

# 如何，以及何时邀请朋友参与治疗

如果说友谊确实是伴侣关系生活和成长中的重要资源，那么令人惊讶的是，国际文献中有关朋友参与伴侣治疗的论述是如此之少。罗素·哈伯（Russell Haber）在《请帮助我这个家庭：在家庭治疗中运用顾问资源》（*Please Help Me with This Family: Using Consultants as Resources in Family Therapy*）一书中首先强调了朋友在家庭治疗中的重要性（Andolfi & Haber, 1994）。在他的思想和临床经验的启发下，我们将社交网络引入了我们的思维模式中，首先将朋友作为伴侣功能中的评估要素和治疗资源。只有当克服了伴侣是唯一需要分析和治疗的单位这一主导思想，我们才能重视寻找其他在对伴侣关系动态的理解中至关重要的组成部分，尤其是在危机或家庭分裂的情况下。正是在危机或冲突加剧的情况下，我们才能充分认识到系统模式的关键组成部分，因为它为我们提供了方法论基础，使我们能够扩大范围，在拓展的家庭、朋友圈甚至更广泛的群体中寻找资源。

## 朋友是伴侣危机和分离中的特殊见证者

面对可能导致分居的危机，可能很难指望共同的好友。在接下来的案例描述中，我们希望强调邀请其中一方的亲密朋友来参加治疗的重要性。

▶ 换个角度看自己

乔安娜和马尔科是一对跨国夫妇。马尔科来自意大利托斯卡纳，乔安娜来自秘鲁。他们住在罗马，有个三岁的儿子。他们一见钟情并因此结缘，但在儿子出生后关系迅速恶化并且变得明显敌对。乔安娜说马尔科经常在儿子面前诋毁她作为母亲的形象，而马尔科则利用自己作为医生的专业知识对她进行批评。马尔科认为乔安娜是个冷漠的母亲，只对她在罗马的秘鲁社区的全职社工工作感兴趣，而这份工作的薪水很少。乔安娜已经厌倦了这种不断受批评的生活。乔安娜不再爱马尔科了，想离开他。尽管马尔科觉得在与乔安娜的关系中被背叛了，但他还是捍卫"家庭制度"，并列举了他们的儿子可能会因为分离的创伤而受到的伤害和可能患上的疾病。事实上，这对夫妇的共同点是深深的孤独感。乔安娜离开秘鲁，离开家人和朋友，是希望马尔科能成为她坚实的精神支柱，能够减轻她因脱离原来的世界而感受到的孤立。为了弥补这种空虚感，乔安娜全职为秘鲁社区工作。她希望通过帮助其他像她一样的移民来减少孤独感。显然，他们每天的公开冲突激起了儿子的负面反应：儿子患上了湿疹，胃痛反复发作。这些都证实了父亲的预言，即创伤会导致健康问题。那么，我们该如何帮助这两位感到无力并完全指责对方的人呢？

乔安娜的家人离得很远，马尔科的家人就更见不到了。马尔科的父亲在他和姐姐们都很小的时候就去世了，母亲几年前也去世了。马尔科的母亲独自把孩子们拉扯大，将三个孩子都送进了大学，保证他们有好的职业。母亲的去世让马尔科深受打击，因此他疏远了姐姐们，甚至拒绝参加母亲的葬礼。这种失落感让他的世界变得支离破碎，他疏远所有人，远离朋友。对马尔科来说，乔安娜代表着重新焕发活力的一线希望，但儿子的出生和随后的夫妻冲突又让他陷入了抑郁状态。治疗过程中的大量时间被用来讨论各自的家庭问题，以实现马尔科的和解，以及通过象征性的方式或网络电话（Skype）与乔安娜的家人建立积极的关系。

在令人筋疲力尽的伴侣治疗过程中，乔安娜提到了一个名叫丽娜的朋友，她和乔安娜在同一时间离开了利马。乔安娜说，在她看来，丽娜是唯一能够理解她的人。马尔科则不时提到一位高中同学，他现在是名法官。马尔科盲目地信任这个人，只把自己的婚姻问题告诉了他，并向他请教如何获得儿子的监护权。即使这对伴侣根本不信任对方，但治疗师似乎已经从他们那里获得了一种谨慎的信任，这也许是因为治疗师能够在乔安娜和马尔科之间保持相对等距离的立场。尽管如此，乔安娜还是不断地要求治疗师理解她作为受害者，孤身一人在异国他乡的处境；而马尔科也试图引诱治疗师，经常用"我亲爱的同事……"这样的词来称呼治疗师。

治疗师公开表示自己很难在这种针锋相对的情况下帮助这对伴侣，并建议与乔安娜和马尔科举行一次特别会议，邀请他们信任的朋友参加。治疗师明确表示，他们的朋友将作为有特权的见证者出席，能够让这对伴侣更深入地了解彼此性格的各个方面，同时向他们保证，夫妻俩不用谈论两人之间的战争。朋友来到会谈现场时，气氛出乎意料地融洽，大家都很好奇会谈是如何进行的，并抱着一丝希望，希望能从中得到一些积极的东西。经过最初的礼节和对新来的成员的介绍后，治疗师再次说明了这次咨询的意义，并感谢朋友的参与和对治疗的贡献。

　　起始地是秘鲁，因此丽娜被要求讲述她与乔安娜的友谊。当丽娜充满感情地讲述她们的友谊时，治疗师和马尔科第一次开始从不同的角度看待乔安娜。丽娜并没有把乔安娜描述成绝望而孤独的女人，相反，她强调了乔安娜勇敢的一面：乔安娜离开了自己的家人、朋友和祖国，到一个遥远的、与之前截然不同的新世界去冒险。在朋友的支持下，乔安娜从受害者的角色中走了出来，表现出了以前从未在会谈中表现过的坚韧和活泼。乔安娜坚定了自己作为母亲的角色，表示儿子的成长是她心中最重要的事；她从未让马尔科理解，她表达爱和关怀的方式与马尔科不同，丈夫倾向于用关注使儿子感到窒息，认为只有父亲才是最了解儿子的人。第一次全新地理解了乔安娜的文化、她的价值观和西班牙语是如何构成她作为女性的身份而存在的基础，而丽娜似乎在这方面是非常积极的存在，因为她无须言语就能理解乔安娜。两位女士坐得很近，当谈到自己的祖国时，她们的情绪都变得激动起来。

　　事实上，马尔科之所以爱上乔安娜，也是她能够更自由地表达自己的情感。此外，乔安娜的家庭比他的要团结得多，他已经完全与那个家庭断绝了联系。直到现在，马尔科才终于明白乔安娜为什么要对儿子说西班牙语；不是为了带儿子一起离开，而是为了让儿子更多地了解自己。

　　当法官亚历山德罗发言描述朋友马尔科的一些重要方面时，会谈的气氛明显是积极的。亚历山德罗首先说，马尔科从未像现在这样与他谈论过乔安娜，所以他所听到的令他感到惊讶。在他的印象中，乔安娜毫无情感、性格脆弱，只对自己的社会工作感兴趣，对其他的事情则完全不感兴趣。这种看法让他想起了他们上高中时的类似情况。当马尔科感到自己不被认可和欣赏时，就会孤立自己，对人恶言相向。尽管存在这些局限性，但在亚历山德罗的描述中，马尔科从学生时代起就是个积极主动的人，而且是个严肃、认真、一丝不苟的医生。与此同时，亚历山德罗还深情讲述了父亲的早逝如何让马尔科对他人产生了戒心，也就是马尔科用优越感来弥补自己的脆弱。亚历山德罗同意治疗师的观点，即马尔科再次与家人联系并与熟悉的姐妹和解，对马尔科有好处，因为他们是在托斯卡纳一起长大的。值得注意的是，在治疗过程中，通常对批评（尤其是来自乔安娜的批评）很敏感的马尔科似乎能够完全接受亚历山德罗对他的描述。乔安娜也能从另一个角度看待马尔科，反思马尔科自负和高高在上的态度背后的脆弱。与朋友的治疗确实是治疗中的转折点，因为意外获得的资源和全新的视角让他们能够更深入地了解这对伴侣的问题、他们的养育方式，以及他们过去未完成的事情。从这时起，这两位朋友将在与这对伴侣的对话中发挥积极作用，有时还分别被当作马尔科和乔安娜的"教父和教母"。

在多部著作中，我们都详细描述了在治疗中彰显移民的文化和价值观的重要性，他们离开了家人、朋友和对祖国的记忆（Andolfi, Mascellani & Santona, 2011；Andolfi & Mascellani, 2012）。这样做可以让我们同时评估该个体在多大程度上（无论大小）适应了他或她的新世界，以及他或她在伴侣的文化背景中感到受欢迎的程度。正如我们在乔安娜身上看到的那样，"把秘鲁带到治疗中来"是一种发现对于乔安娜身份至关重要的东西的方式，也是一种让马尔科反思的方式，让马尔科认识到有必要将这些东西视为夫妻关系中的附加价值，而非将其视为对家庭完整性的威胁而感到恐惧。

▶ 背叛：朋友获得额外赞扬

路易吉是名出色的建筑师，与初中教师辛西娅结婚十年。他们有两个小女儿，夫妻俩都来自意大利南部的一个小镇，但为了路易吉的事业，他们住在意大利北部的一个大城市里。他们在各自的家庭中长大，并在这里完成了学业。他们恩爱有加，生下了两个美丽的女儿，这也是两人梦寐以求的。他们前来治疗是因为路易吉与其同事的婚外情被发现。在接受治疗时，我们被告知这段关系已经结束。在这一事件中，辛西娅陷入了彻底的痛苦之中，仿佛整个世界都在她身边坍塌。路易吉内疚不已，无法解释这一切是如何发生的。更重要的是，这段婚外情开始时，辛西娅还在给小女儿哺乳，这让她感到更脆弱和被背叛。夫妻俩一起来到治疗室，我们看到了戏剧性的场面，两个人都瘫坐在那里；妻子是因为自己所承受的痛苦，而丈夫则是因自己毁掉了一切并可能导致家庭破裂而感到沮丧。

我们需要几个月的治疗，看看是否有和解的可能。我们聊了很多他们远在异乡的家人，尤其是辛西娅的，她非常想念他们。谈到辛西娅的父母时，她说："如果知道发生了什么，他们会想死的。"路易吉已经明白自己的行为造成了巨大的伤害，他感到更内疚。因为正如他所说，他一直认为自己是个头脑清醒、理性的人，但他却被同事的追求所控制，没有意识到后果。此外，尽管婚外情已经结束，但路易吉仍和那位同事在同一间办公室工作；辛西娅被真实的噩梦所困扰，认为路易吉再次欺骗她的威胁依然存在。治疗师知道他们有两个非常要好且得到了这对伴侣信任的朋友，于是治疗师建议他们分别邀请这两个朋友来协助了解如何更好地进行治疗。治疗师倾向于进行两次单独的治疗，每对伴侣带着自己的朋友前来，以避免任何羞愧或拘谨的可能。

辛西娅有个大学同学乔凡娜。即使离开家乡后，两人依然保持联系。辛西娅总是把一切都告诉乔凡娜，包括与路易吉和女儿们的关系、她的旅行及路易吉与同事的婚外情，还有离开丈夫的想法。路易吉年轻时曾参加过篮球比赛，后来为了学业而停止了。教练对于年少的路易吉来说是一个非常重要的人，尽管他比路易吉大不了多少，但路易吉觉得教练就像他的导师和情感支持者，尤其是在他父母分居之后。夫妻俩似乎都对治疗师的建议非常满意，并确信朋友会愿意提供帮助，哪怕是长途跋涉也在所不惜。

接受这一建议也是一种显性的方式，传达了双方都有动力并愿意为解决问题而努力。我们认为，邀请朋友参加治疗可以打开治疗的情境，是治疗过程中非常积极的资源。如果伴侣关系中的信任已经破裂，我们至少可以相信亲密的朋友，看看是否有可能治愈创伤。

在与乔凡娜的谈话中，辛西娅显得更放松和自由，在进入路易吉婚外情这个棘手的话题之前，两位朋友谈到了她们友谊的发展，以及辛西娅离开家人、朋友和家乡，去意大利北部追随丈夫的事业是多么的痛苦。现在，辛西娅更清楚地认识到自己犯了个错误，她追随丈夫来到这里，而丈夫却在这里出轨。乔凡娜劝她不要做出过激和不可逆转的决定，因为路易吉一直都是热情、慈爱的父亲。乔凡娜还表达了她对治疗的信心，因为治疗已经产生了一些良好的效果，首先就是路易吉和辛西娅在前几个月又开始交谈，共同寻求解决办法。

路易吉和篮球教练兼朋友布鲁诺的对话则明显更加直接和男性化。布鲁诺用粗俗的语言指出了路易吉婚外情的后果。布鲁诺还说，在打篮球的那些年里，路易吉一直都很胆小、内向，这与寻找性冒险的人恰恰相反。哪怕布鲁诺"下了狠手"，路易吉似乎仍对这个教训很满意，说他会尽一切努力赢回辛西娅，不惜改变自己的生活。路易吉说："归根结底，对我来说，妻子和女儿才是最珍贵、最重要的，比我的事业更重要。"会议结束时，布鲁诺表示从现在起，他会一直关注路易吉。这让治疗师很放心。布鲁诺随后表示，他相信路易吉一定能赢回辛西娅，临走前布鲁诺还说："当路易吉的父母分居时，他非常难过，所以他会尽一切努力确保他的女儿不受苦。"

　　治疗持续了几个月，经历了起伏不定的时期，直到路易吉决定向辛吉娅建议回到家乡。"无论如何，"路易吉说，"即使辛西娅决定要分开，住在同一个城市对女儿们来说也更轻松些。"辛西娅欣然接受了这一建议，他们一搬家，治疗就结束了。两年后，治疗师收到了辛吉娅和路易吉的一封邮件。在邮件中他们告诉治疗师，在经历了很长一段时间的困难后，他们感到更团结和坚强了，这期间辛西娅多次考虑离开，而路易吉也因为离婚的危机遭受了很多痛苦。后来，辛西娅慢慢意识到路易吉正在发生变化，丈夫用各种方式向她表明，她对丈夫来说比什么都重要。路易吉最后说："我的目的是彻底赢回妻子，用一些小东西给她惊喜……一些虽小但充满了爱的东西。"

　　背叛的故事并不总是这样结束的。然而，如果我们把背叛看作是一种发展的失误，如果两个伴侣能够共同承受痛苦，面对由此造成的创伤和改变，他们就有可能重新找回自己，变得更强大和团结。特别要感谢路易吉和辛西娅的朋友们，毕竟是他们的存在和慷慨，开启了改变之路。

# 10. 伴侣治疗中的个体治疗

　　20世纪80年代，毛里齐奥·安多尔菲在鲍文和弗拉莫身上汲取灵感，从美国回来后便开始从事伴侣治疗。鲍文被认为是第一位系统取向的个体治疗师，他的治疗模型关注个体，以及个体从原生家庭中分化的过程。弗拉莫提出与每个伴侣的原生家庭进行治疗，并将此作为伴侣治疗的组成部分。随着这两种治疗模式的融合，初版跨代伴侣治疗诞生了。1987年，安多尔菲在罗马参加主题为"危机中的伴侣"的国际会议，并在会上展示了自己的初步成果。本书有一章就来自这次会议（Andolfi, 1988）。根据鲍文的观点，个体治疗的情况类似于在医院诊断过程中的血液检查、尿液检查或放射学检查。通过这种比喻，伴侣治疗被视为在家庭框架内进行，而无须过多解释方法。

　　多年来，我们对进行会谈的治疗时机进行了调整，只有当伴侣中的个体都建立起强烈的治疗动机后，我们才会邀请家庭成员一同参与治疗。除非伴侣中的一方或双方有特殊要求，个体治疗在开始时会被依照常规安排，并随着时间的推移，慢慢转变为与治疗进展相关联，或出现的僵局时的应对治疗。对单独个体治疗的需求在减少。根据以往的经验来看，当我们在观察伴侣或者尝试激活伴侣关系的时候，同时也在与单独的个体进行工作。此外，在伴侣某一方缺席的情况下，我们并无意成为在场一方的相关信息的保密者。随着时间的推移，我们引入了这样的隐喻：治疗师是治疗过程中联结的建立者，而非隐私或家庭秘密的守护者。

　　为了更好地理解信息保密，我们举一个女性来访者的例子。在治疗的初始阶段，来访者在个体治疗中分享了自己在孩童时期被一个在她家干活的工人性骚扰的经历。多年来她都隐藏了这段最痛苦的经历，甚至没有告诉她的丈夫。而能在个体治疗中表达出来，说明她一定感受到自己所处的环境是安全的，她信任自己的治疗师，尽管她和治疗师相识不久。治疗师知晓了这个深藏的秘密，就能更好地理解来访者在丈夫提出性要求时的困扰，因为丈夫的求爱举动被妻子视为一种实实在在的侵犯。而丈夫感到失落的原因是，当他非常渴望与妻子保持健康的性关系时，他感到被妻子拒绝。然而，治疗师知晓伴侣一方的秘密可能会阻碍治疗，有可能产生对于这对伴侣关系的扭曲看法。总的来说，治疗师知晓妻子私人世界的方方面面，而她的丈夫却对此浑然不知，这可能会使治疗师处于伴侣之间的不平衡状态。

## 何时，以及为何与伴侣各方单独会面

　　在过去的几年里，伴侣治疗中的个体治疗变得不那么频繁，并且失去了其作为评估工具的价值。然而有的时候，个体治疗也能作为伴侣治疗中必要和有用的部分。

## 在治疗的第一阶段

在治疗的第一阶段，当伴侣之间的冲突和缺乏尊重的情况非常突出，治疗师即使很努力也没法在伴侣之间达成哪怕一点点的共识，那么，与伴侣中的个体进行单独治疗可能会有用。在这种情况下，要绕过障碍，首先应分别与伴侣各方建立信任关系，探索伴侣各自的个人发展议题和事件，注意避免陷入与伴侣冲突相关的焦点话题。通过这样做，并且只谈论伴侣每一方的生活故事，在随后的伴侣治疗中，敌意可能会减少，也更能促使伴侣达成一致意见。

## 对能见度的迫切需要

安妮和大卫的案例是关于以上内容的绝佳例子。前一章讨论了他们的孩子作为顾问参加治疗的情况，我们提到了红牌和黄牌的使用。安妮和大卫都要求进行伴侣治疗，但原因截然不同，而且双方有着极高的言语冲突和相互的蔑视，这让治疗师处在岌岌可危的位置，就像执法人员必须把两个打架的人分开一样。在第一次治疗结束时，我们安排了两次个体治疗，夫妻双方对此欣然接受。这可能暗含着潜在的愿望，即他们能够在对方不在场时说对方坏话。为了避免这种情况，需要立即向他们澄清，个体治疗中不允许讨论伴侣，而应该将重点放在伴侣相识之前的各自的人生议题上。根据长久以来的经验看，治疗师需要进行这种澄清；即使是简单地明确限制什么主题可以被讨论、什么不可以，我们也能惊讶地发现个体治疗背景的变化情况。

安妮和大卫似乎都在小时候遭受忽视和伤害，他们曾作为各自家庭的"人质"。安妮的童年在伊朗度过，后来她和家人因政治原因逃离了那里。在失去所有的一切后，他们以难民身份抵达澳大利亚，她的父母为了新生活而奔波，完全忽略了她成长的基本需求。特别是安妮的母亲把安妮卷入深深的绝望中，把她当作自己所有问题的发泄口。往后的日子里，安妮变成了母亲的"人质"。即使安妮已经有了孩子，她仍然无法自由做决定，被迫听从母亲的意愿，满足母亲的需求。

大卫来自一个盎格鲁-撒克逊知识分子家庭，这样的家庭很少有情感表达。他非常嫉妒他的哥哥，因为哥哥似乎更受父母宠爱。他在学习中寻求庇护，但他从未被父亲赏识，他想要逃离家里的所有人和事。这是他在大学里，对安妮一见钟情时发生的。大卫的儿子们是他的情感释放口，然而他对儿子的爱非常有占有欲和排他性，因为他无法做到分享任何事物。显然，个体治疗展现了来访者对治疗的开放及对治疗师的信任。然而，将仇恨和怨恨转化为信任与相互尊重的道路依旧漫长而复杂。

在治疗的初始阶段，可能会发生这样的情况：动机不强或对伴侣治疗的效用持怀疑态度的一方可能会要求或被治疗师邀请进行一次个体治疗，以了解治疗的含义。在这种情况下，治疗师的目标是从不情愿的伴侣那里获取信任，同时避免讨论伴侣之间的焦点话题，并对伴侣本人表现出好奇心。简而言之，伴侣治疗的请求并不总是出于共同的动机。事实上，请求可能来自心理不适的来访者的一次或多次个体治疗，然后他或她会将疾病或抑郁带到伴侣治疗中。在这些会谈中，只要双方都愿意参与这个过程，就可以提出伴侣治疗。

## 在治疗过程中

在伴侣治疗的更高级阶段进行个体治疗可能更为重要。临床经验和我们积极接受事物的灵活性，使我们能够平静地接受伴侣一方或另一方的任何要求，即使在治疗师可能有被操纵的风险的情况下。

▶ 学校老师和巨婴

这对夫妇是有代表性且独特的例子。莎拉一直扮演着老师的角色，而她的丈夫罗伯托则扮演着巨婴的角色。在治疗过程中，我们面临很难改变这个男人的僵局；当罗伯托独自出席了三次治疗后，我们同意与他单独会面，而非坚持与双方共同会面。尽管我们怀疑接受单独会面是否有用，但还是当作双方都在场一样，进行了个体会谈。当我们象征性地向莎拉提问时，罗伯托必须努力站在莎拉的立场上代替莎拉给出相应的回答。在一段时间后，我们对这对伴侣进行随访，两人都表示治疗的转折点正是在单独会面之后出现的。莎拉说："我从来没有想过他会有勇气在我缺席的情况下参加治疗！"罗伯托证实了这一点，他说："独自参加治疗对于我和我想要缩在后面的自然本能是个挑战。更重要的是，这是我第一次在莎拉不在场时理解了她的感受。"

▶ 治疗师和工程师

在其他情况中，为了对僵局情景及分离的真正风险进行思考，个体治疗便会被提出。在伴侣治疗中，盎格鲁–撒克逊女性利兹和丈夫（意大利裔澳大利亚人）托尼之间的困难浮现了。困难不仅来自夫妻彼此的误解和苛责，还包含托尼的原生家庭对伴侣小家庭的严重干涉。特别是，利兹无法忍受丈夫必须崇敬和顺从他年迈的母亲康切塔的所有想法。托尼的母亲希望按照意大利传统生活，而来到澳大利亚后她更加强调这些传统，即每个星期天所有家人都在她家共进晚餐，这是必须要参加的"孝道仪式"。利兹补充说，由于她与丈夫家庭的文化差异，她从未感到被丈夫家接受。面对这一切，利兹——在所有成员都可以自由选择个人道路的家庭中长大的人——有可能会引爆那颗名为"分家"的炸弹，尽管她声称并承诺自己深爱着托尼。通过治疗，托尼面临在原生家庭和新家庭之间划清界限的需要。然而，由于担心伤害母亲，以及担心打破已经延续了三代的团结传统，托尼发现自己很难采取明确的行动。

在这一时刻，托尼请求进行个体治疗，为了思考愈发严重的夫妻困境，并且认为同为意大利人的治疗师或许能更理解他。治疗师在征得利兹同意后与托尼单独会面。托尼是一位建筑工程师，治疗师作为外行，邀请托尼谈论建筑工程相关的话题。治疗师询问托尼如何建一座房子：从地基开始，然后逐步设计每层楼及每层楼的房间。托尼被这个话题吸引，在黑板上画了一张简单的图来说明自己的工作。图完成后，治疗师要求托尼将相同的步骤应用于他自己的房子（他自己建的）、他母亲的房子及他兄弟姐妹的房子。他们的家庭都沉溺于"康切塔妈妈"的团结神话之中。治疗师强调要划定界限，明确托尼自己的家庭（托尼、利兹和两个青少年儿子），而非与其他家庭混淆。治疗师要求托尼思考他即将面临的真正挑战，即选择当一个成年人并建造自己的房子，还是继续像孩子一样与母亲住在一起，而让利兹在别的房子中单独抚养孩子。房子的隐喻尽管表面上简单，却震撼到了托尼。在随后的会谈中，托尼带着利兹一起来了，利兹也不敢相信前一周发生的事情。面对目瞪口呆的母亲，托尼告诉她，他只会偶尔参加星期天的晚餐聚会，因为他现在明白，自己的首要任务是为小家庭确立坚实的边界，否则小家庭就有破裂的风险。自此，治疗也终于可以转向伴侣本身。

## 伴侣治疗的最后部分与随访会谈

在治疗的这个阶段，可以安排个体治疗以强化那些特别重要的个体变化。个体治疗有时会在与伴侣的原生家庭进行了非常激烈的会谈后进行，或者在不包含恶意或怨恨的情况下，作为为了不可避免的分离所做的准备。下面有个相关案例。

▶ 我的解脱之泪

在伴侣治疗的过程中，维托里奥的成年儿子们被邀请参与，充当顾问的角色。儿子们的到场使得维托里奥得以直面伴侣关系中仍然非常复杂的主要难处，它与维托里奥深爱着的首任妻子的离世有关，她在病了很久之后因肿瘤去世。尽管维托里奥和第二任妻子阿德莱德已经在一起15年了，但前妻的阴影仍然存在。哪怕这对伴侣之间建立了坚固的纽带，阿德莱德还是难以取代那位杰出的妻子和母亲。夫妻之间的冲突往往在这"第三者"的强烈存在感中被激发。儿子们的到场使得治疗方向得以转变，尽管维托里奥不希望儿子们参与，因为担心这会使他们内心深处的伤痛再度浮现。但令维托里奥大吃一惊的是，儿子们不仅能够勇敢面对丧失母亲的话题，而且在帮助父亲摆脱这个"噩梦"方面也表现得非常出色。自此，夫妻关系变得更宁静、平和。

　　在与儿子们会面之后，维托里奥请求进行个体治疗，因为他依然渴望深入思考那次会面的深远意义。在个体治疗中，一直以来对于展现内心深处的感情持保留态度的维托里奥突然发出了释放的呐喊，这是他长久以来一直深藏的情感，使他与自己最脆弱且至关重要的一面建立了联系。也许是由于一位男性治疗师的陪同及一对一的治疗环境，维托里奥有机会对自己进行深刻的反思，而不再像往常一样被困在与生命中两位重要女性的斡旋中。

　　在已促成友好分离的伴侣治疗后进行的个体治疗则与此不同。在这些情况下，个体治疗已经成为有形的方式，用于切断伴侣的紧密关系，并为双方独自应对生活中的新挑战做好准备，即使他们知道作为父母，仍必须与前任保持合作关系。然而，这涉及一些非常微妙的步骤，每位伴侣都会感到非常脆弱，他们欢迎治疗师作为分离过程的见证者和参与者，这能够带来强大的安慰。此外，治疗师可能会在未来继续为其中一方或另一方进行治疗，以支持他们度过改变过程中的艰难阶段。

　　在我们对伴侣治疗随访会谈的有关研究中（Andolfi, Angelo, & D'Atena, 2001），通常使用电子邮件或电话与伴侣单独取得联系，请求他们分别讲述关于接受治疗的独特回忆。我们还邀请他们描述治疗中令人印象深刻的地方，包括个体和伴侣层面的变化。即使在长期的随访中，我们依然关注伴侣之间关系的动态及个体层面的转变。最后，我们以一句发人深省的陈述作结："伴侣治疗是个体治疗最为有效的形式。"

# 11. 伴侣关系的横向维度

　　我们想讨论一下我们工作的另一个重要方面，那就是在伴侣双方的横向维度开展工作，重点放在伴侣间的关系。这项工作贯穿整个治疗过程，治疗设置完全由伴侣和治疗师组成。回到魔方的比喻，两个单独个体在"**我们**"的位置是治疗师不断评估伴侣内部力量的参考点，这种积极能量使伴侣在面对生命周期中的各种需求时保持坚定。内在力量还能滋养伴侣情感，使其不断成长。正如我们在伴侣纵向维度的代际工作中所看到的，治疗师可以帮助伴侣在那些历来僵化的空间中重新定位自我，因为僵化的空间将伴侣限制在与当前发展不匹配的角色或功能中。横向维度的治疗工作同等重要，因为其重点在于伴侣双方利用"**我们**"**的力量**（strength of We-ness）来滋养自身，促进伴侣关系的巩固和成长。

# 伴侣的内在力量

　　处在危机中的伴侣，"我们"的力量一般都会被削弱，这让孤独感在伴侣中蔓延。他们理想化的期望被强化，却在现实层面上放弃希望。在我们曾遇到的伴侣中，经常能看到被磨损的"我们"。虽然"我们"还未完全消失，但已奄奄一息，因此首要的工作是让它存续。为了摆脱个体的困境，伴侣或多或少都会尝试与治疗师在双边关系中达成联盟。从提出治疗请求的那一刻起，每个伴侣都会有意无意地做出各种尝试，让治疗师站在自己这边来解决伴侣间的问题。被三角化的危险促使我们尽可能让男性治疗师和女性治疗师同时参与治疗。我们很早就意识到，在为伴侣双方的"我们"服务的过程中展现治疗性的"我们"，有着不可忽视的优势。

　　首先，在这种类型的治疗设置中，"我们"——而非个体——具有治疗功能（Whitaker, 1984）。两位治疗师可以共同为这对伴侣提供健康的成人关系模式。他们能自由地分享自己的感受、不同的意见或对失败的恐惧。团队合作模式可能会让伴侣产生焦虑，但同时有助于伴侣共同信任治疗师的力量。其次，共同治疗会带来好奇心和不同的可能性，因为无论是治疗师当下的情绪反应，还是他或她随后的干预，都无法被精准预测。治疗性的"我们"可以被理解为不确定性所产生的紧张关系的容器，也是两位治疗师将自己看作单独个体的参照点。因此，治疗性的"我们"提供了真实的伴侣关系模式，同时也是治疗师成长的机会。如果治疗师在成长，那么伴侣也在成长。在治疗师扮演的伴侣中，"我们"会随着时间的推移而成长，但治疗师间的"我们"与来访伴侣不同，前者并非源于肉体吸引和对亲密接触的追求。治疗性的"我们"，其基本特征是共谋、保密和信任的感觉，可以作为来访伴侣的镜像，来访伴侣目睹了这种治疗性的"我们"，并将其视为关系示范。

最后，男女协同治疗师的"我们"还包含了两项父母教养功能。父亲的功能是在治疗中提出挑战并进行刺激，而母亲的功能则是提供保护和安抚。这些特征代表了治疗设置中一种有效的关系工具。治疗师作为团队，可以在解构和遏制的干预中扮演不同角色。就像网球的双打比赛一样，一名球员在网前勇于冒险，另一名球员则在后场努力遏制，反之亦然，这取决于每个伴侣在其发展过程中所经历的男女关系类型及当前的伴侣关系动态。

然而，无论采用何种治疗设置，在横向维度上对伴侣开展工作的主要目的是在伴侣间重新激活健康的依赖关系（Andolfi & Mascellani, 2013）。这种健康的依赖关系能重启伴侣双方的个体发展，正如我们多次指出的那样，从个体角度来看，我们也将伴侣关系视为一种情感纽带，是潜在的发展性关系。在整个治疗过程中，治疗师（或治疗师扮演的伴侣）将自己视为来访伴侣关系中的第三方，在各条战线上不断开展工作。

## 重获尊重

首先，我们必须关注如何迎接和涵容因日常中功能失调的关系而产生的挫败感，允许伴侣表达他们因对方的行为而产生的所有感受。这样做可以增强伴侣双方的重要性，并帮助伴侣双方通过第三方更深入地倾听彼此。在这种情况下，治疗师应做到不偏袒任何一方，这样才能被伴侣视为调解者和解释者，才能够使情感和包含隐含需求的真正意图在会谈中展现。在对方在场的情况下，治疗师欢迎每一方分享生活体验，让伴侣双方都有被倾听的不需言明的被尊重感。这样做能帮助伴侣重获尊重，而尊重是任何良好关系的基本条件之一。在治疗中，治疗师越是努力保持一种尊重倾听的氛围，伴侣双方就越有可能认为在治疗之外重获尊重是有益且可取的。第一个自然结果是伴侣冲突减少，伴侣间的好奇心增强：这在冲突严重的伴侣关系中几乎不存在，因为好奇心已被指责取代。尤其是，在由一名男性治疗师和一名女性治疗师共同治疗的情况下，上述内容可能更容易实现。这种安排为来访伴侣提供了在治疗师扮演的伴侣中进行镜映的可能性，这将产生一种关系模式，促使来访伴侣在相互尊重的情况下包容和处理意见分歧。

## 增进信任

治疗关系建立在信任的基础上，在治疗过程中，伴侣双方可以一起体验信任。我们知道，信任与尊重是伴侣关系中的基本要素。治疗师的任务就是确保伴侣在治疗关系中的信任能够扩展到实际生活中。通过完成家庭作业或遵循特定的行为诀窍，治疗师将陪同伴侣进行小心的尝试，通过学习如何解构他们固有的偏见来提高彼此信任的能力。伴侣给出令人满意的回应的能力，将成为重建伴侣间信任关系的第一步：感受到自己被对方欣赏和接受，会让人产生感激之情与共鸣，从而打开亲密之门，而这正是恋爱关系的真正动力。

▶ 银行账户的赤字

吉安娜是年轻的自由职业者，每次得到工作报酬后，她都喜欢通过购物来寻求满足感。她不太注意花销，经常过度消费，但对银行账户的状况却一无所知。她的丈夫杜伊里奥负责支付家庭账单和管理夫妻俩的两个银行账户（他自己的和吉安娜的），因为吉安娜说她不懂管钱。钱和如何花钱经常是夫妻争吵的根源，吉安娜觉得她的个人自由受到了控制欲强的丈夫的威胁。然而，杜伊里奥每天都在担心家庭经济的稳定性，因为他经常要把自己账户上的钱转到妻子的账户上，妻子的账户经常处于赤字状态。夫妻间的冲突程度很高，几乎事事争吵，他们的关系类似于叛逆的青少年和严厉的父亲，处于两个对立的位置，互不信任。

从第一次治疗开始，钱就成了非常棘手的问题。治疗师们提出了创造性的解决方案——这对夫妇从未想到过的办法：吉安娜全权管理自己的账户，即使是出现赤字也没关系。如果出现了赤字，吉安娜必须向丈夫申请贷款，并在约定日期前还清。除了这个规定，治疗师还提出了另一个可能更重要的条款：夫妻双方开设一个共同的银行账户，两个人均需要每月在账户中预先存钱，用于家庭支出。这些具体的补救措施已被这对夫妇接受并付诸行动，事实证明，在治疗过程中，这种方法非常有助于减少日常冲突，为相互信任和互惠打开大门。

## 重获亲密

家庭治疗师历来对处理伴侣性生活相关的主题不熟悉也不擅长，因为他们主要关注家庭和子女相关的问题。然而，当家庭治疗师与伴侣一起工作时，处理性生活问题是非常重要的，因为它是伴侣亲密关系程度的一面镜子（Schnarch, 1997）。从治疗一开始，我们就会建议伴侣采取一些补救措施来增进亲密关系。例如，建议伴侣增加"二人世界"的美好时光，找回游戏性和创造性（比如做一些让对方感到惊喜的事情），让最初的浪漫情怀重新活跃起来。通过强化伴侣亲密空间的界限，伴侣关系的内在圣殿得以重焕生机。

▶ 即兴派对

赛迪娜和罗贝托结婚三年了，儿子也两岁了，目前他们正在认真考虑分居。在听取朋友的建议后，他们尝试了伴侣治疗。他们从另一座城市坐三个小时的火车来到我们的诊所。在第一次治疗中，似乎就能看出两人是多么讨厌对方。赛迪娜说罗贝托从未真正迎娶过她，而罗贝托则指责赛迪娜在没有征得他同意的情况下故意怀孕。自从儿子出生后，这对伴侣就没有性生活了，尽管罗贝托时不时地接近赛迪娜，但赛迪娜的拒绝让这对伴侣的亲密生活陷入僵局。情况似乎相当严峻，但治疗师相信一切都还没有结束，尤其是两个独特之处：第一，尽管伴侣之间存在战争，但都表达了对孩子的爱和关怀；第二，他们一起坐三个小时的火车来找我们，让我们看到了希望！

治疗师用一个有关足球的比喻来解释这对夫妻的矛盾处境："就好像你们分别属于两支对立的足球队，赛场上你们是不共戴天的敌人，而你们各自的家人则作为粉丝团加油助威！"这个比喻深深触动了来访者，他们之间的战争被描述了出来。为了从两支对立的球队中脱离，他们必须决定引进两支球队中最优秀的球员，组成一支新的健康的球队来共同参与比赛。为了实现这一目标，球员有必要在不同的场地和新球迷面前进行训练。一次偶然的机会，让这对夫妇有了这样的想法。罗贝托的一位朋友邀请夫妻俩一起参加邻镇的聚会，而这对夫妇谁也不认识邻镇的居民。治疗师说："这样，你们就可以在全新的球场上与新球迷一起参加比赛了！"

看似不可思议，但这种疗法却有神奇的效果。这对伴侣勉强同意把儿子交给祖父母，然后一起参加聚会。由于离家较远，又是在新的环境中，两人远离了各自家庭的压力和自身矛盾的立场，他们得以重新演绎浪漫伴侣关系的开端。几杯酒下肚，两人慢慢放松下来，沉浸于玩乐和跳舞，越来越亲密，最后他们决定在酒店共度良宵。这次活动是"新球队"组建的开始。在随访治疗中，赛迪娜和罗贝托表示，足球的隐喻和即兴派对的经历是他们关系的转折点，也是治疗中最美好的时刻之一。

## 苦难的深层维度

治疗中间阶段的重点是伴侣双方的代际关系，并有顾问（包括子女、原生家庭和其他有特权的见证者）的积极参与。最后阶段的重点再次放在伴侣双方的横向维度上，从而实现每个伴侣的个人成长。西尔维娅·索科西（Silvia Soccorsi）多年前提出"为了不受苦而受苦"

（suffering in order not to suffer）（Soccorsi, Lombardi & Paglia, 1987），完美概括了人们宁愿沉浸在痛苦中，也不愿去面对它们的困境。给他们带来不适感的深层痛苦，有可能持续多年或持续终生。对他们来说，痛苦是已知的，他们知道如何去控制，所以不敢轻易离开。而关于脱离苦难及如何应对的未知，给他们带来了极大的恐惧。这就是许多伴侣宁愿不幸福地待在一起多年、不断争吵的原因，因为他们隐隐地害怕：分离意味着彻底失去存在参照点。

与生命中最重要的人会面，可以让伴侣从不同的角度看待自己的过去，丰富其内涵或完全改变其意义。所有这些都为理解事情发生的原因、宽恕和接受过去无法改变的事实开辟了空间。对家庭成员的责难或代际间的恫吓，即使代表了某种涵容措施，也不再有存在的理由，很快便会消失。这种新的自我意识导致伴侣共生关系的破裂，使两个人处于心理裸露和不稳定的平衡状态。一旦一方开始有这种感觉，最剧烈的痛苦就会转变，伴侣可以放弃旧有的关系模式，触及由恐惧、抛弃和忽视所构成的旧有痛苦，这些痛苦与另一方不在场时的成长史有关（Roustang, 2004）。

帮助伴侣触及这一最深层次的痛苦，会让他进入个人抑郁的新阶段，如果这种抑郁得以分享，那么新的"我们"就会建立起来，摆脱相互保护和相互牵制的动态关系。这样，伴侣双方就能在互惠的基础上，体验健康的成人关系。

此时，治疗师的任务是帮助和支持伴侣感受彼此的悲伤，它直到现在还被愤怒和失落感或失败感所掩埋。一旦在安全的环境下与对方分享了悲伤，就可以将其作为自己过去的一部分加以阐述和接纳。然后，伴侣双方就可以将注意力集中到另一个不同的当下，以更现实的关系愿景为基础，建立新的亲密契约。这种愿景的特点是建立在信任、尊重和亲密关系基础上的，真实的成年人的相互关系。每个人都能重新发现自己的主体性，告诉对方"我感到你……"，而不是"你让我感到……"。

### ▶ 不再愤怒

塔尼亚和达维德结婚五年多了，他们请求进行伴侣治疗，因为夫妻关系每况愈下。他们为每一件小事争吵不休，并开始考虑分居。他们还没有孩子，因为不知道如何平衡家庭与工作。达维德是个聪明、年轻的经理，在公司里很受器重，尤其是他直接领导的下属对他评价很高，认为他是细心和善解人意的人。晚上回家后，达维德想放松一下，他会想和妻子出去走走，让自己忘掉烦恼。另一方面，塔尼亚总是感到非常疲惫，无法放下工作，因为她在办公室里有各种各样的敌人，他们嫉妒她的成功，非常乐意"除掉"她。

从他们的经历中我们了解到，达维德是三个儿子中最小的一个。在他7岁左右时母亲因心脏病去世，父亲再婚并搬走后，哥哥们便开始照顾他。达维德一直对哥哥们心存感激，为了不让他们再担心自己，于是将自己的悲伤"锁在地窖里"（一个比喻），并扔掉了钥匙。在家里画出他的家谱图，并在治疗时进行讨论，这项任务对达维德一直以来玩世不恭的形象产生了不稳定的影响，因为他要面对一幅展示了很多他所经历过的关于失去的图画。他失去了母亲，还失去了许多其他年轻的亲戚。他孩提时代的孤独和深深的痛苦终于得到了倾诉和探讨。即使死亡无法改变，他的孤独也可以在治疗中得到转化，从而为人生指明新方向。达维德的哥哥是治疗中的重要顾问，兄弟们有可能分担多年来埋藏在心底的悲伤，以及从未表达过的对于被父亲抛弃的愤怒。达维德终于可以流眼泪,把悲伤情绪从地窖的牢笼中解救出来了。

塔尼亚的故事则完全不同。她是身为职业女性的母亲和暴力的父亲所生的长女,她在家里为正义而战,因为在原生家庭里,女人被认为没有任何价值。与父亲的激烈争吵常常演变成肢体暴力,这是她青春期的日常事件。在此期间,塔尼亚患上了严重的厌食症,直到今天也没能克服。她父母的矛盾被完全掩盖,直到父亲去世也没有得到解决。塔尼亚说,从那以后,她与母亲的关系进一步恶化。父亲去世之前和之后,母亲只照顾塔尼亚的妹妹,妹妹是个需要帮助和依赖的孩子。"我是那个必须去体谅别人的人,那个必须做出牺牲的人,因为妹妹更脆弱,这不公平!"在治疗初始,她绝望地说道。与家人进行谈话对于克服一直困扰着塔尼亚的"补偿综合征"至关重要。在家人面前,她终于可以表达自己所有的愤怒、尖叫、哭泣和反诉,因为她曾是被忽视的女儿,母亲从未保护她免受父亲的打骂。母亲伊万娜的一面之词,即塔尼亚总是无缘无故地对她怀恨在心,已经并不重要了。让这两个女人走到一起的,将是她的童年和作为母亲的故事。伊万娜对女儿们缺乏关爱,与她们保持距离,并在自己的周围筑起一道屏障,目的是向女儿们掩盖她面对丈夫(一个精神病患者)的暴力无常时的恐惧。直到现在,她才意识到自己默默地让大女儿照顾整个家庭,她后悔了,她认识到"塔尼亚是唯一知道如何战斗的人"。

在随后的谈话中,塔尼亚的表现截然不同。她说,在与家人会面后,她感到非常痛苦,一连几天痛不欲生。不过,她也讲述了自己不寻常的感受,并反思这是母亲和妹妹第一次为她做任何事情,表达她们对她的爱。她还告诉我们,在那次治疗后,她的母亲陪了她几天,并推迟了回家的时间,以尽母亲的责任。我们在此摘录一段她与治疗师的对话，以示读者。

**治疗师：** 今天感觉怎么样？

**塔尼亚：** 我不知道，但有一件事我想说……几天前，我在办公室里遇到了件不愉快的事。这本来会让我很生气，但我却让自己大吃一惊，因为……我没有生气！我真的很惊讶，问自己：你把愤怒丢到哪里去了？愤怒消失了！然后……也许现在有了悲伤的感受。

　　在随后的治疗中，这对伴侣的表现有所不同，他们会更悲伤，但同时也会更平静，并对之前或许感觉到但并未清楚的新的现实有了更多反思。伴侣开始以不同的方式审视自己和对方。之前，塔尼亚诋毁达维德轻浮、肤浅的态度，贬低他在空闲时间享受生活的需求。然而，在治疗的这个阶段，塔尼亚终于可以看到丈夫的这些特质是出于高尚的意图，即保护自己和家人免受死亡的痛苦。另一方面，以往在达维德的眼中，塔尼亚的好斗和泼辣是对他试图维持平静气氛的破坏；而它现在则具有完全不同的意义，他在塔尼亚身上看到了绝望的堂吉诃德式的柔弱。

　　分享深层次的亲密时刻将使伴侣间的互相同情达到新的双重维度。在这个维度中，伴侣双方的自然治愈能力将使他们在相互尊重的沉默中停止自己和对方的痛苦，这些痛苦直到昨天还在伴侣关系中以被动的方式表达出来。女方通过宽恕来接受过去，而男方则重新燃起了不必麻痹自己的希望，这将为双方开启内部重组之路。当然，这需要时间，不过他们俩已经不再选择逃避。

# 12. 治疗的结尾

## 治疗过程的节奏

治疗过程的时间因素与治疗关系的发展直接相关。为了使治疗取得成效，伴侣双方与治疗师之间的时间同步至关重要，如果无法做到这一点，那么伴侣双方难免会从治疗中脱落。从本质上讲，治疗节奏遵循治疗关系及其自然发展的节奏。在治疗过程中，既要涵容伴侣冲突的戏剧性，又要让伴侣在治疗间隙有时间反思和解决自身的问题，以免对治疗师产生过多的依赖，重要的是在两者间找到平衡点。因此，在治疗的初始阶段，每两周安排一次治疗；当伴侣开始以更自主的方式工作，并掌握了新的关系技巧后，就可以每月安排一次治疗。治疗的时间间隔反映了整个治疗理念，其目的是重构家庭事件并产生新的理解，揭示代际迷思的传承、不成熟的进程、情感割裂等问题。在治疗过程中，治疗师会指导和点拨伴侣，有时会辅以医嘱和家庭作业，然后伴侣有机会在治疗间隙将这些内容在家付诸实践。家庭作业为寻找新的关系模式和深刻的个人转变提供了具体的机会，这有助于让伴侣双方感受到自己是治疗过程的一部分，并鼓励伴侣寻找对自身问题的新理解，从而做出改变。我们不再采用"修复伴侣关系的方法"，它仅关注了行为改变，而我们寻求的是个体和伴侣双方的发展和成长（Andolfi, Angelo & D'Atena, 2001）。

借用"**治疗在开始时就结束了！**"（Andolfi, Angelo & De Nichilo, 1989）这句话，我们想说明的是，无论是作为个人、家庭还是伴侣，转变过程的所用时间总是比我们在治疗过程中所能看到和体会到的时间要长得多。许多伴侣治疗模式会培养依赖性，他们坚持在治疗过程中见证关系的改变；与之相反，我们的治疗目标是引发转变过程，而这些转变过程需要在治疗结束后加以吸收和持续努力。确定治疗的结尾可以让伴侣重新获得独立处理事务的能力，这是最终的治疗行为。当然，接受治疗结束的方式直接关系到伴侣能否为自己和未来找到方向感。

# 重建"我们"

治疗最有利的结果是重建伴侣间的"我们"。在这种情况下，伴侣发现了新的相处方式，在承认对方是完整的个体、有个人需求和期望的基础上"重新合作"。伴侣发现了新的能力，那就是对彼此产生好奇和一起玩乐的能力；能够相互玩乐、相互关爱，是伴侣幸福生活的具体表现。非言语信息，无论是通过表情、动作还是对空间的利用，都是衡量人际关系质量的有用指标，而且往往比语言传达得更多，能让治疗师掌握更接近伴侣双方情感现实的纽带和关系动力。以这种方式，身体接触和亲密关系就成了幸福感的关系指标。在治疗的最后阶段，提出结束治疗通常会带来一定程度的焦虑，即使治疗师注意到伴侣关系有了显著改善，而伴侣双方也表达出了这种改善。来访者通常都会担心伴侣关系会出现倒退，并感到缺少治疗师的支持。

▶ 恐惧的迷思

玛尔塔和贾科莫在第二个儿子出生后经历了一段危机，之后他们前来寻求帮助。夫妻俩既要承担繁重的工作，又要满足8岁的儿子斯特凡诺和5岁的儿子马特奥的需求，压力非常大，日常生活变成了一场噩梦。他们的生活变成了从早忙到晚的例行公事，根本没有二人世界，性生活也是同样的。"我只能说，我们有性生活，但不再是做爱了！"玛尔塔在初始会谈中神情沮丧地说。贾科莫晚上花在电脑前的时间更多了，玛尔塔怀疑丈夫不忠。贾科莫和玛尔塔希望治疗能帮助他们重新找回生孩子前的幸福生活，那时夫妻俩能尽情玩乐。治疗师的首要目标是找到伴侣各自在原生家庭中经历并感到必须履行的责任和义务的分量。

在治疗过程中，我们发现了许多新信息。我们了解到玛尔塔和贾科莫如何从孩提时代起就在各自的家庭中扮演保护者的角色，因为他们是家庭秘密的唯一守护者。贾科莫目睹了姨妈从窗户上离奇坠楼自杀的过程。玛尔塔则目睹了父亲出轨：当她意外走进父亲的办公室向他问好时，正好撞见父亲和他的秘书厮混。当时玛尔塔只有4岁。考虑到他们的年龄，玛尔塔和贾科莫被这些大事情吓坏了。由于害怕打破父母间的沉寂，他们从未与任何人谈论过这些事，而他们的父母一直被视为非常脆弱。在治疗过程中，与伴侣双方的原生家庭进行会谈被证明是非常有效的，因为它为旧事实带来了新视角。贾科莫的父亲说起他的童年就会激动不已，他是在没有能力保护他的家庭的恐惧氛围中长大的。他说，他今天的恐惧可能只是因为他不是个好父亲，他曾含蓄地要求儿子保护他免受任何形式的压力。玛尔塔的母亲谈到了她与丈夫感情的无疾而终，她觉得自己是被迫接受此事的，她担心孩子们放弃与父亲建立真正关系的可能。这一切都在愉快的氛围中发生，微笑着面对生活中的种种悖论：在不知不觉中发现自己正走在本想要避免的道路上。

邀请原生家庭的成员参加治疗是治疗过程中的重要转折点，可以减轻伴侣长期以来背负的、支配他们生活的负担和恐惧。他们现在发现自己变得更轻松、更亲近，能够以全新的、更真实的视角重新建立伴侣关系。在治疗的最后阶段，只需一点点支持，就足以让伴侣与他们今天的和解相遇：摆脱那些阻碍他们前行但同时又起着保护作用的古老负担。新的平衡，尽管岌岌可危，但现在已经出现在地平线上；这对夫妻虽然有些胆怯，但最终还是接受了治疗师的建议，重新开始用自己的双腿行走，感受到了肌肉的力量。

▶ 对信任的辜负

让我们回到第4章中讨论的皮诺和珍妮的案例。珍妮刚刚发现了丈夫长期存在的婚外情，让这对伴侣陷入了深深的痛苦危机之中。正如之前详细描述的那样，婚外情后爆发的伴侣危机是最危险的危机之一。这是因为被背叛的伴侣遭受了极其痛苦的自恋损伤，同时伴侣间的联盟契约也遭到破坏。信任危机可能无法弥补。就像悲伤一样，背叛的痛苦必须首先得到充分表达才能被接纳。出轨伴侣仅承认自己的过错并请求原谅是不够的。让珍妮感到痛苦的是她的自我形象。她将自己所有的情感能量都投入到了"贤妻"的角色中，但却遭到背叛，她的自我认同感开始动摇，不知道该怎么和皮诺相处。她无法理解这种事怎么会发生在自己身上，她曾保持典型的忠诚和矜持的妻子形象，她信任丈夫，相信丈夫不会伤害她。

根据珍妮的说法，他们的婚姻是平和的、可预见的，在这场婚姻中，共同的相处规则支配着他们的关系。在治疗过程中的某些时候，诸如"还不如不知道呢！"这样的感叹会让珍妮更容易"把头埋在沙子里"，而不是寻求改变，即使寻求改变的请求是以完全错误的方式提出的。治疗师待在珍妮的痛苦中陪伴着她，邀请皮诺坐下来思考妻子所分享的内容。另一边，珍妮的主要困难在于对治疗的信任。只有完全接受她的推理，才能将注意力从皮诺的背叛转移到探寻所发生事情的共同意义上，而这种共同意义可以定位在这段关系中。在每一次治疗中，通过唤起每个伴侣的历史，这种意义逐渐成形，作为亲密契约基础的隐含条款被接受并分享，即使存在困难。每个伴侣都倾向于将事件合理化，避免被隐藏在背后的情绪所左右。他们在治疗中证实了他们如何先寻求维持为社会所接受的表面形象。他们对于自己作为不完美的人的自我辩解几乎没有信任可言，这意味着一切都只能在理智层面上进行处理，负面情绪很快就会被重构。

在这里，治疗以类似舞蹈的形式进行，治疗师有时会走错路，但却能一笑了之。自这对伴侣开始交往以来，他们的生活中就完全没有幽默和乐趣。具有讽刺意味的是，"老师"和"调皮的学生"等隐喻性描述已成为治疗语言的一部分。在这种关系游戏的作用下，治疗关系变得越来越稳固，这对伴侣甚至同意邀请他们的原生家庭参加治疗，尽管这让他们感到艰难。在治疗中，所有人都清楚地意识到，作为孩子，皮诺的恐惧和珍妮的缄默，始终对两个家庭的平衡起着保护作用。有两节治疗尤其让人激动，皮诺和珍妮都清楚地意识到，在家庭生活的特定时期，他们作为亲职化儿童的功能是多么有用，而在其他时期则是多么不适宜。他们也能看到现在他们的家庭不再需要这些角色，而是渴望更真实的亲密关系。现在，这种角色被视为需要保持距离的表现，以掩盖不被看见或不被认可的感觉背后的愤怒。这种愤怒终于得到了表达，同时也得到了父母和兄弟姐妹的理解，父母和兄弟姐妹会设法向珍妮道歉。珍妮的母亲回忆起珍妮小时候的艰难岁月，珍妮听后感到非常惊讶；皮诺的母亲承认，她曾含蓄地要求皮诺帮助她照顾丈夫，因为她的丈夫在感情上比她脆弱得多。经过几次治疗后，这对伴侣似乎大不一样了，他们表现得更团结，相互有交流，尽管交流时很谨慎。他们一起总结情况。皮诺明白了自己犯错的原因，明白了自己应该在家里而不是在外面寻求和提升愉悦感。最重要的是，他现在能够表达对妻子的爱，以及想和妻子生活在一起的愿望，即使不生育。他们养狗已经有一段时间了，狗给他们的家带来了爱和幽默。珍妮承认，她和皮诺之间的关系比以前更好了，亲密关系也恢复到了皮诺外遇多年前、他们刚开始交往时的状态。然而，珍妮仍然容易受到情绪起伏的影响，无法摆脱不断查看丈夫前情人的社交网站主页的需要。她仍然觉得自己不了解全部真相，时不时又回到自己的控制角色中，这让皮诺觉得很没面子。

此时，治疗师的最后一句话很有煽动性："我们已经尽了一切努力！你们都承认，现在你们之间的关系比以前更好了。如果愿意，你们可以把过去抛在脑后。也许你们需要离开对方，才能真正明白将会失去什么！我不打算安排你们继续参加治疗了。如果需要，你们可以打电话给我！"一个月后，皮诺和珍妮打电话给治疗师，要求再进行一次治疗。他们说，在最后一次治疗结束后的当晚，他们就分开了，但只分开了两个小时。他们大吵了一架，把所有的愤怒都发泄了出来，毫无顾忌地互相伤害。然后，他们原谅了彼此，发现自己前所未有地走到了一起。

# 双方一致同意分开

伴侣治疗的另一个可能结果是双方一致同意分开，这里指心理层面的分开而非法律层面。这种情况发生在伴侣没法共同生活的情况下，不过伴侣双方能够保持合作的共同养育关系。在这里，我们遇到了最大的发展性悖论。在伴侣层面分开，但在父母层面共同生活，是一项非常艰巨的任务，因为这要求伴侣双方既要区分两种角色，又不能在感情上纠缠不清，更不能利用子女来对付对方。如果双方都接受"分开是无可避免的"这一事实，那么目标就很容易实现。另一个复杂因素是，子女往往会想尽一切办法避免父母分开。但是，如果伴侣双方都觉得可以自由地为自己重建一些东西，同时保证承担起养育子女的义务，那这样做会更有帮助。良好的分开会产生健康的治疗效果。

▶ 游戏结束了！

乔安是个四十岁的女人，为了忘却前一段婚姻失败的痛苦，她移民到了意大利。皮尔路易吉来自意大利的一个小镇，后来搬到了罗马，成为一家律师事务所的合伙人。他们在一次游船旅行中相识，几个月后结婚。在那之后，乔安决定要孩子，皮尔路易吉真心地支持她，经过第三次试管婴儿的尝试后，他们通过人工授精生下了儿子马特。两年后，他们又以同样的方式生下了另一个儿子乔治，完成了夫妻俩的心愿。多年来，乔安全身心地投入到孩子们的教育和体育活动中，一丝不苟；而皮尔路易吉则把所有时间都花在了工作上。

在男孩们长大成人后，乔安因为一直以来的深深苦恼而寻求个体治疗。她很漂亮，曾是一名时装模特，但她从未感觉到丈夫对她的渴望。他们的性生活缺乏（几乎没有）热情。在与治疗师的第一次谈话中，她是这样描述婚姻的："我很漂亮，有很好的社会地位，有美满的家庭，但我感觉糟透了！"治疗师立即建议他们接受伴侣治疗，皮尔路易吉同意治疗师的建议并参加了治疗。这个男人从不说"不"，也无法定义自己的态度，这让治疗师对他产生了兴趣，治疗师利用这些特点与他建立了关系。他一直都这样，但现在，这却让他付出了高昂的代价。

在一年的治疗过程中，我们逐渐发现，亲密关系的产生是出于对家庭的共同需要。在乔安看来，这是为了治愈父母数次离婚给她带来的童年伤痛。对皮尔路易吉来说，这是为了掩盖他与商业伙伴长达二十年的同性恋关系。两个人意识到，自己长期以来自欺欺人时所承受的巨大痛苦，正是治疗工作所产生的认识，这促成了真正的相互和谐的分离。如果他们以前是细心、负责的父母，那么他们现在也可以是两个快乐的人。而快乐的父母也会减轻孩子的负担。

# 不平衡的分开

伴侣治疗的另一个结果是不平衡的分开，这对于成人和孩子都会造成伤害。有时，单方决定分居，而另一方却不愿意——这会维持孤独、过着被遗弃的生活、永远无法接受"我们"已经不复存在的事实。对有些人来说，最大的恐惧不是结束关系，而是孤独。在这种情况下，孩子就会处于危险之中，因为伴侣很难建立起健康的共同抚养关系。这种结果可能会被视为伴侣治疗的失败，即使其中一方在个人成长层面有所获益。然而，正如我们对疗法评估的研究结果所表明的那样，我们认为看似不成功的治疗经历，即使在治疗过后很长时间，也能使人发生转变（Andolfi, Angelo & D'Atena, 2001）。

# 长 期 随 访

在伴侣双方不再需要调解人或裁判来协助解决问题时，就会出现"治疗在开始时就结束了"的悖论。即使在短时间内发生了变化，也需要更多的时间来巩固这些变化。不过，这个过程可以留给伴侣双方自主完成。一旦伴侣通过治疗体验学会了新的关系技巧，使他们感到有能力处理当前的问题，同时也有能力面对未来可能出现的新的发展危机，我们就可以说"治疗已经结束了"。

伴侣治疗不会随着最后一次治疗的结束而结束的另一个原因与治疗关系有关。治疗联盟建立在寻找可以作为伴侣成长资源的元素上的。在治疗过程中，伴侣和治疗师需要时间来转变他们的关系，以便治疗师和伴侣双方重新建立联系，从而使伴侣双方能够继续独立生活。在最后一次治疗中，治疗师可以建议双方在一段时间后再回到治疗室。这将传递出信任的信息，即伴侣双方有"独立工作"的时间，同时也在向伴侣保证他们并没有被抛弃。随访治疗是个特别的机会，可以评估这对伴侣如何运用他们在治疗中学到的技能。

在治疗领域的反思和实践中，由于一系列与来访者-治疗师关系相关的偏见，关于随访治疗的讨论往往是缺乏的、有争议的。治疗师通常会在一段时间后拒绝与伴侣接触，因为治疗师担心可能会收到负面反馈，从而打击他们的专业信心，或者伴侣又重新产生求助需求。另一个偏见是一些治疗师对其专业角色的看法，他们对治疗结束后来访者的生活并不抱有伦理上的好奇心。然而，我们相信，治疗师如果能够将真正的自己融入工作中，而不局限于专业角色，那么无论是在治疗过程中还是在随访治疗中，都会给来访者和治疗师本人带来极大的益处。

因为改变需要时间，所以我们相信在治疗结束几年后进行长期随访的重要性。在随访治疗过程中，我们会询问来访者的生活状况，并让他们回顾与我们一起的治疗经历，尤其是治疗过程中最令人印象深刻、最具变革性的时刻。这些治疗环节对治疗师来说极为重要，因为治疗师可以评估伴侣的应对机制及伴侣处理困难的方式。随访会谈为治疗师提供了难得的机会，让治疗师可以通过与治疗师有共同经历并从中获益的人的声音来评估自己工作的效果。治疗结束后，伴侣也有机会与治疗师分享他们独立做出的改变。通过这种方式，他们可以对共同完成的工作表示感谢。这样，伴侣也会感到高兴，因为他们的治疗经验可能对其他寻求治疗的伴侣同样有用。

▶ 我们不会再把他们牵扯进来

多年前，亚历山德罗和西蒙娜在孩子还小的时候就要求进行伴侣治疗，因为他们从结婚的第一年起就争吵不断。亚历山德罗对岳母不断干涉他们的生活感到厌烦，如果可以，他根本不想见她。就西蒙娜而言，问题的性质显然不同：亚历山德罗的家人，尤其是他的母亲，从未接受过她作为亚历山德罗妻子的身份。据西蒙娜说，亚历山德罗的母亲对孙辈的兴趣不大。治疗师从第一次治疗开始就引入了"建筑工地"的形象，来描述这对伴侣与老一辈之间完全没有界限的情况。就好像他们的房子没有门窗一样，任何人都可以想来就来、想走就走、想干什么就干什么，不管是干好事还是坏事。治疗持续了大约一年半，取得了良好的效果。这对伴侣成功地松开了他们之间的代际枷锁，因为代际枷锁阻碍了他们之间亲密空间的建立，他们准备重新开始。在最后一次治疗中，我们告诉他们在后院种下一棵柠檬树，作为新婚夫妇的象征，希望它在未来的岁月里结出累累硕果。

大约三年后，这对伴侣接受了我们的建议，进行了一次随访治疗。这是一次愉快的会谈。在会谈中，双方都慷慨地提出了自己的想法，并使用了一些标语和图像，就好像治疗刚刚结束一样。

以下是简短而重要的会议节选。

**治疗师：** 你俩最近怎么样？

亚历山德罗：　太好了！我们每个人都在和自己的父母解决问题！我想过了……我们带着问题来这里，现在问题已经不存在了，所以我很好！在我看来，问题已经解决了！

治疗师：　如果让我们总结一下过去三年的治疗情况，您会怎么说？

亚历山德罗：　我认为，对我和我们来说，最根本的问题不是责怪岳母或其他人，而是让我们每个人都去处理自己与父母的关系，在遇到困难的时候作为伴侣一起寻求支持，而非把对方也卷进来。

西蒙娜：　我觉得我和亚历山德罗之间更默契了，我得到的支持也更多了，我对自己母亲的恐惧也少了一些。但我想到的不仅仅是这些，我很高兴他能支持我，不觉得有必要介入我和母亲之间的关系！

　　同时，我觉得与婆婆的关系更超然，原生家庭带来的压力也更小了。虽然还是有人会对我造成麻烦，但我不会把他们牵扯进来，至少看起来我们没有这样做。因此，我感到更平静。

治疗师：　（对西蒙娜说）在你看来，发生了什么变化促成了这些改变？

西蒙娜：　我想了很久，也是因为最近发生的事情，我觉得我对母亲更现实一些。我意识到，当他攻击我时，我会把她偶像化；相反，现在他不插手了，我可以看到她真实的面目。对我来说，与她建立真实的关系要容易得多。关系不一定是积极的，但一定是真实的！

▶ 过去已逝

尽管保罗和萨拉已经有了7岁和2岁的孩子，但他们还是要求进行伴侣治疗，以了解他们是否真的想要结婚。尽管他们对彼此有着深厚的感情，但对承诺的恐惧让保罗尤其心存疑虑。保罗期待他们之间会有什么奇迹般的变化；而萨拉适应了保罗的疑虑，就像她一直以来适应生活的方式一样。在原生家庭里，她从来没有被当作女儿的感觉，生活中的重要人物总是对她寄予厚望，这让她倍感压力。治疗进行了一年多，最终取得了积极成果。这对伴侣在最后一次治疗结束的两年后，向我们讲述了下述治疗体验。

治疗师：　在您看来，治疗中有哪些特别重要的时刻呢？

保罗：　　对我来说，这就是全家一起来访的日子！

原因有很多……每个人都同样高兴地来到这里。

多么震撼人心的一刻！很多事情都浮现出来了！我的父亲……我的母亲，似乎在那里，但又不在……我的姐姐法比亚娜，她是耻辱的化身，我的另一个姐姐对此点了点头。那是个艰难的时刻。如果没有治疗，我肯定无法承受。和弗朗西斯卡（他的妹妹）在一起时，我再也没有说起过这件事，因为她无法以明确的方式说出来。

治疗师：　这一切对你有帮助吗？

保罗：　　当然！这些帮助到现在依然还在！

治疗师：　所以，你决定再次与你的姐姐联系，但不要求姐姐从你们还是小孩子的时候就开始补偿你。你不再回到过去，要求那些不可能的补偿？

保罗：　　是的，我同意。我从没让她为此付出代价，这是真的。

治疗师：　　萨拉，你呢？

萨拉：　　　对我来说，与他家人的谈话让我对他有了不同的认识。他对我的苛刻和竞争态度让我非常生气。我意识到这不是我的问题，而是他家庭中的关系问题，是他们兄弟姐妹之间的互相争斗。保罗在这方面向我展示了他的温柔。然后，印象深刻的是，与我父母的会谈，尤其是与我父亲的。起初我很害怕，以为他不来我会好受些。然而，他敞开了心扉，我认为这次谈话对他很有帮助。

治疗师：　　为什么你这么觉得？

萨拉：　　　我不知道。当然，这对我们俩都有好处，因为我学到了一些东西。

治疗师：　　学到了什么呢？

萨拉：　　　比如说，是我继妹维罗尼卡的母亲不想让我父亲见我，不让父亲找我。我并不知道这一点。疗程结束后的那天晚上，当我回到家时，我倒在床上，筋疲力尽，觉得自己一无所有了。我记得前一天晚上我彻夜难眠，感受到了肩上 40 年来的重担，以及我们来到这里时所有的焦虑和紧张…… 然后，我对自己说"我还想知道什么？过去的已经过去了！再纠结也没用！"可能是在不知不觉中，我决定继续下去，好像我已经结束了这一切。我不再关心过去，我不属于过去！那是他的版本，我祖母的版本，我妈妈的版本。然后我妈妈问我，维罗尼卡的母亲会不会来；我告诉妈妈，就我和维罗尼卡母亲的关系而言，我的妈妈和维罗尼卡的母亲都与此事无关。这是我第一次用这种方式讲话！

| 治疗师： | 那你妈妈作何反应？ |
|---|---|
| 萨拉： | 她的反应很好，并不坏。也许只是我自己的问题……也许我能够对母亲做出这样的反应就是个标志……我不知道……但是过去已经没有任何意义，我想继续生活下去，仅此而已。但最重要的是，在接下来的日子里我终于可以对父亲说："听着，爸爸，如果我们结婚了，你会和我一起走上婚礼红毯吗？"我父亲笑了，他没预料到我会这么问。 |
| 治疗师： | 为什么这是最好的事情？ |
| 萨拉： | 因为在那次会谈之前，为了不让母亲受苦，我从未邀请父亲带我走上婚礼红毯。 |
| | 但后来我做到了，而且这比我想象的要容易得多！我想让父亲参加我的婚礼，也想让母亲和祖母到场，因为这是属于我的重要时刻，剩下的就是他们的事情了，与我无关！ |

# 13. 离婚的伴侣

伴侣治疗必须正视离婚这一重要方面，因为这是伴侣必须以最好的方式去面对和克服的过程，关系到伴侣本人、他们的孩子和各自的原生家庭。尽管分居和离婚普遍存在，但它们总是深刻地打击生活的意义。离婚是一场情感风暴，如果处理不当，即使是在多年以后，仍会给家庭带来深重的创伤。此外，在这个阶段未得到解决的情感问题可能会再次出现，成为未来关系中的障碍。情感和心理上未能与前任伴侣分离，是离婚后阻碍家庭纽带发展的最重要因素（Bohannan, 1973；Cigoli, Galimberti & Mombelli, 1988；Emery, 2004）。这段时间仿佛被冻结了，前任伴侣之间经常出现的竞争和侵扰会造成关系贫乏和对子女的剥削。成人和子女之间可能会产生忠诚冲突、结盟和负罪感（Emery, 2004；Baker, 2007），这些问题可能会导致功能严重失调，并使伴侣处于持续数年的冲突之中（Caillé, 1995）。

在现实生活中，离婚是涉及家庭发展周期的情感过程，从伴侣决定分居、向家人和朋友宣布、讨论和安排子女的探视权和财务结算，到最终正式离婚。进一步的发展里程碑，如子女毕业、结婚、有了自己的孩子或生病，或者前伴侣再婚、搬家、生病或去世，都可能受到未解决或持续冲突的影响（McGoldrick, Heiman & Carter, 1993；Amato, 2010）。在这一过程中产生的情感主要是指情感离婚（Bohannan, 1973），是一种从心理上远离伴侣关系的过程。为了实现这一过程，每一方都必须能够收回自己在这段关系中投入的希望、梦想、计划和期许，并详细阐述将会失去什么。这要求人们直面恐惧、痛苦、愤怒、谴责、内疚和羞愧等情绪。对许多伴侣来说，离婚的哀悼过程（Emery, 2004）是漫长而艰难的，因此离婚可能被认为是一种**模棱两可的哀悼**（Andolfi & D'Elia, 2007）。换句话说，许多家庭成员会将离婚视为重大损失，但并不像死亡那样是决定性的。最重要的是，当面临因分居而给子女带来的潜在问题时，这可能意味着一方或双方都会产生深深的负罪感，从而考虑重新在一起的可能性。

## 风险和保护因素

在过去的四十年中，国际上对离婚问题进行了大量研究，重点是确定与社会人口和经济方面（Amato & James, 2010；Wagner & Weiss, 2006）及个人特征（Rodrigues, Hall, & Fincham, 2006）有关的预测离婚的重要风险因素。其中还包括关系过程，如对关系的承诺程度低、存在替代关系、家庭暴力、缺乏支持和高冲突（Gottman & Levenson, 2000；Hall & Fincham, 2006）。这些风险因素在当今的伴侣关系中更为普遍，其中对情感-浪漫方面的投资优先于对关系的承诺。我们在接受治疗的年轻伴侣身上就能看到这种情况，他们害怕建立既包括个人又包括家庭的"我们"关系。

近年来，研究的重点是确定伴侣关系的保护因素，如支持、承诺、宽恕和牺牲能力（Bodenman, Charzov, Bradbury et al., 2006；Bradbury & Karney, 2004；Fincham, Stanley & Beach, 2007；Giuliani, Bertoni & Iafrate, 2007）。最能缓解离婚创伤的因素包括原生家庭的支持和帮助，以及良好的社会支持网络（Frisby, Booth-Butterfield, Dillow et al., 2012；Amato, Kane, James, 2011；Greif, Holtz Deal, 2012）。换句话说，生活的最大希望总是在于人际关系。

# 离婚与子女

当孩子开始对父母失去希望时，会发生什么呢？让我们试着设身处地为他们想想。在最好的情况下，当伴侣把对孩子的责任放在首位，他们会采取措施避免在孩子面前争吵。但是，如果潜在的冲突占据上风，就会对整个家庭的生活产生负面影响。孩子呢？很多时候，即使父母有保护孩子的崇高意图，孩子也可能被遗忘，他们得不到倾听，感到恐惧和孤独。当父母快要分开时，孩子生活在对迫在眉睫的灾难的恐惧之中。在童话故事里，白马王子和他对公主的爱给了他们救赎的承诺，但现在，他们发现这一切都是谎言，最重要的是，他们不能告诉任何人。孩子感到害怕和失望，同时也感到羞愧和内疚（Emery, 2004；Cummings & Davies, 2010）。孩子想消失。他们失去了被愤怒和痛苦蒙蔽双眼的父母，父母被自己的问题困扰、忙于追求自身幸福或者进行报复。在这里，孩子体验到一种无力感。他们一开始希望能让父母重归于好，但很快就会面对截然不同的现实。他们会问自己到底做错了什么，因为离婚通常会让孩子产生责任感，认为是自己导致父母分开或未能阻止父母分开，这是无法逃避的。如果父母没有能力保护子女，子女就会过早长大；他们压抑自己的需求，而这种需求可能会被伪装成疾病的症状。子女可能会站在以受害者身份出现的父母那边，以起到安慰和补偿的作用，也可能被父母在彼此的战争中任意地利用。在这场战争中，子女既是棋子，也可能成为牺牲品。

面对父母的离婚，青少年发现自己不得不面对更多的困难。青少年对正在发生的事情的不确定性体验不同于儿童。他们很快就能理解争吵的严重性，往往比成年人对父母关系的状况有更清楚的直觉。然而，他们并不总是把分离归咎于自己，也不总是把分离视为被抛弃。如果说在儿童时期，养育的目的是保证孩子的安全感和对世界的信任，那么在青少年时期，养育的作用则大不相同。与父母关系变化相关的问题是成长过程中的基本问题，也是确定儿童自我认同的基本问题。青春期是生理蜕变和情感变化的时期（Andolfi & Mascellani, 2013），青少年开始在家庭之外寻找其他归属，这有助于他们迈出独立的第一步。为了理解并融入青春期的核心变化，青少年需要他的家庭塑造稳定的、与过去保持连续性的形象，但同时又能重视新鲜事物。

父母分开意味着在家庭、学校和经济能力方面的一系列突然、有形的变化，但最重要的是在关系方面的变化，这与父母的日常存在及伴侣角色与父母角色的分离有关。父母在试图重新找回自己的稳定和宁静时，可能会要求他们的青少年子女不要因为自己的问题而给他们带来更多麻烦。青少年可能会顺应父母的需要，以避免让父母中的一方或双方负担过重，从而掩盖了自己的发展需要，并有可能患上抑郁症。与此同时，青春期孩子也可能会做出反应行为，表现出愤怒、恐惧和困惑。这可能会导致青春期孩子对自己或他人施加暴力行为，从而成为伴侣冲突的武器。

事实上，离婚可能是导致儿童在成长过程中遇到各种问题的原因（Amato, 2000；2010；Arditti & Prouty, 1999；Laumann-Billings & Emery, 2000；Marquardt, 2005；Wallerstein & Lewis, 2004），尤其是与前任伴侣之间仍然存在高度冲突的情况下（Lebow, 2015）。起初，"失去"伴侣的痛苦，加上对另一方的内疚和失败感，可能导致父母对孩子的陪伴减少，同时增加了他们对子女作为盟友的需求。这种情况下，父母一方或双方就会采取超级保护或超级纵容的行为，向世界和自己展示他们作为父母的价值，而不像前任伴侣在这方面所表现出的无能；还有可能通过引诱或情感勒索来侵占子女。可能会出现这样的情况：孩子要求父母给予更多的支持，而父母中的一方或双方也表达了同样的需求，但最终是孩子在情感上支持了父母。或者，为了挽救仅存的家庭，与孩子生活在一起的父母会过分加强与孩子的联系，从而阻碍孩子的成长过程。所有这些态度都会让孩子感到困惑，使其陷入消极的三角关系，而在现实层面上与父母建立联系的可能性也会明显降低，从而使这一时期变得更加关键。

分居后，与前任伴侣之间的冲突程度可能会影响父母职能的发挥，甚至可能会出现父母一方不同意前任伴侣继续履行父母角色义务的情况。与孩子同住的父母一方在促进或阻碍孩子与另一方及其大家庭的关系方面起着关键的作用。出现这种情况的原因有多种。例如，前任伴侣被认为没有能力，因为他或她无法遵守婚姻承诺。如果阻挠关系的父母一方难以接受婚姻的失败，并将分居理解为遗弃，那么另一方中断与子女的关系或许是支持这种假设的一种方式。所有这些情况可能主要发生在父母中的一方放弃个人未来的计划，并在原生家庭中寻求庇护时（Dell'Antonio, 1992）。父母之间长期存在严重冲突，会从身心、关系和行为角度引起儿童的严重问题。因此，父母之间的高度冲突被认为是一种心理暴力，可能会演变成非常真实的父母暴行（Najman, Behrens, Andersen et al., 1997）。

事实证明，父母能否在离婚后保持合作关系并保证对子女的照顾，是预测分居后子女健康状况的最重要因素（McGoldrick, Heiman & Carter, 1993；Ahrons, 2007；Carter, 2011）。共同养育子女的能力是决定性因素，可以在因离婚而给孩子带来失落感时保证连续感（McHale, 2007）。毫无疑问，对于许多伴侣来说，当他们的关系界限模糊不清，在困惑的依恋和激怒的冲突之间徘徊时，要保持距离的同时又要保持日常合作，是一项艰巨的任务。

对于孩子的利益，仅靠强制合作是不够的。为了有效地养育子女，父母之间必须进行友好和平衡的合作（Scabini, 1995）。前任伴侣之间的冲突如果得不到解决，就会影响有效地共同养育子女的能力及与大家庭保持和谐关系的能力。

研究表明，离异家庭儿童的重要保护因素是祖父母参与他们的成长和照顾。处于分居困境中的父母可能会被自己的冲突所困扰，而祖父母可以成为支持孙辈需求的巨大资源，甚至比完整家庭中的祖父母更重要（Henderson, Hayslip, Sanders et al., 2009；King, 2003）。因此，在分居后，尤其是在与前任伴侣之间存在严重冲突的情况下，与祖父母的接触至关重要，这一点不应被低估（Cigoli, 2017）。我们可以得出结论：只有当每个伴侣都为这段关系的失败承担责任，并找回自己在家庭中的归属感时，冲突才能得到解决。中断的关系必须重新整理，边界必须重新界定，必须在新的距离之间找到并保持平衡。

# 离婚案例中的治疗性干预

离异案例的急剧增加促进了一系列针对伴侣和父母的跨学科干预措施的发展。父母的责任已成为各种治疗的共同焦点，以解决父母离异的子女所遭受的痛苦。但是，家庭并不仅仅是"功能结构"，它必须为了子女的利益而履行自己的责任。纯粹从家庭责任的角度来看待家庭，会使我们忽视家庭对每个成员（包括子女）所具有的情感价值。

在现代社会中，婚姻有可能变成纯粹的私事，这就使得保持婚姻关系的承诺变得更不稳定，因为这往往是一种基于情感的个人选择。而婚姻关系的长短主要取决于伴侣关系的质量，情侣在相爱的时候会在一起。这种关系非常脆弱，因为它主要建立在两个伴侣之间的吸引力之上。当伴侣间的爱包含了养育子女的责任时，它就会从私人问题转变为更多的社会责任和现实问题。能够友好分居的伴侣只需法院批准其最终决定即可。然而，当伴侣双方怀着敌意离婚，并且无法有效地解决他们的问题时，他们往往被迫求助于家庭法院以进行干预。这一点非常重要，因为事情已经脱离了他们的掌控，司法系统会来决定最终结果。正如我们所知，司法机构采用的是法律控制和指导的逻辑，暂时搁置了源自对子女关爱的自然养育能力。当伴侣诉诸家庭法院的法律系统以打赢官司时，有可能会忽视这样的理念——想要有效地承担养育子女的角色，彼此需要共同分担对子女的爱。

因此，离婚不应被视为单独事件，而应被视为缓慢的过渡过程；在离婚后的数年内，往往仍伴随紧张情绪。解决家庭纠纷、家庭调解，或者关于有效地共同养育子女的课程，都是有用的技术干预措施，这些措施与心理教育干预相结合，可以在伴侣分居的最初阶段陪伴他们。在这个阶段，有必要为父母提供指导方针和规则，以便最大限度地减少冲突和进行有效的协商。然而，这只有当双方在协商中都有一定程度的认识和承诺时才有可能实现。要摒弃"赢家和输家"的逻辑，达成对孩子最有利的协议，以维持养育子女的连续性；因为在离婚中，没有人是最终赢家！对于矛盾重重、充满怨恨和报复心理的伴侣来说，这种协议是很难达成的。在某些情况下，如果我们能够将司法案件转化为达成共识的承诺，就有可能取得令人满意的结果。然而，必须注意的是，在许多达成共识的分离案例中，伴侣仍然在多年后被定格在"受害者"和"施虐者"的角色上，尽管他们掩盖了尚未解决的强烈的心理、情感和经济冲突，也会感到被迫妥协。

要克服离婚时的高度冲突，需要在自身和作为父母的角色上做大量的工作。经历痛苦、接受痛苦、阐述痛苦、放下痛苦，开始投资自己，这是段艰难的旅程，可以在治疗中进行处理。但是，我们必须承认，离婚伴侣要求治疗的情况相当罕见。许多人认为，如果伴侣关系不复存在，那么伴侣治疗也就没有意义了。我们对现代伴侣危机的研究发现了特别有趣的事实，与年轻伴侣最初发生冲突的原因有关（Andolfi & Mascellani, 2012）。从伴侣到家庭的转变似乎是大多数伴侣的主要问题之一，他们将问题的开始与第一个孩子的出生联系在一起。对伴侣来说，另一个关键时期是孩子进入青春期。有关家庭破裂高峰期的统计数据表明，结婚或同居15年是一个非常紧张的时期。青春期的孩子给父母带来了巨大的挑战，在这个阶段，夫妻双方的目标是加强"**养育性的我们**"（parenting we-ness）。这包括教育、同龄群体重要性的增加，以及与青少年关系的变化。青少年要求更多的自由和独立，同时也需要依赖和情感支持。为了应对家庭生活中的所有这些变化，伴侣关系必须坚固和保持凝聚力，否则分离的风险就会很高。

显然，并不是所有遇到困难的伴侣都会寻求治疗师的帮助。有许多伴侣认为分居是解决问题最快、最有效的办法。然而，在这种情况下，分居有可能成为自相矛盾的解决方案。如果伴侣分手的原因是双方都无法承担起养育子女的责任，那么他们又怎么可能在分居后突然在这方面有所改善呢？正因如此，许多向家庭心理治疗学院（di Psicoterapia della Famiglia）提出治疗请求的人都是离异的父母，他们的子女或青少年出现了症状。请求通常由学校、公共心理健康服务机构或私人医生提出。如果伴侣治疗无效，离婚往往意味着需要进行家庭治疗。

# 代际模式中的离婚治疗

如前几章所述，隐蔽式伴侣疗法（Andolfi, Falcucci, Mascellani et

al., 2006）发生在父母为子女寻求帮助的时候。在这种情况下，伴侣双方出于种种原因，不愿直面彼此间的问题，从而将伴侣危机隐藏起来。这种情况对所有家庭成员来说都是痛苦的，因为他们生活在虚假的和谐之中。然而，随着时间的推移，通过三角关系施加给孩子的压力会导致孩子出现各种症状，从幼儿的心身问题到青少年的行为或抑郁问题。家庭治疗师会从表面上接受家庭治疗的请求，暂时不考虑伴侣双方的问题，而是通过伴侣双方作为父母的角色来解决孩子的问题。只有随着治疗的进展，孩子的症状有所缓解，与家庭的治疗联盟得到巩固时，治疗师才会建议伴侣双方解决他们自身的问题。

## 对离婚伴侣子女的治疗请求

对于父母离异的子女的治疗要求与对完整家庭子女的治疗要求明显不同。首先，治疗请求几乎不会来自父母双方，而是来自其中一方，因为对治疗的期望可能会因推荐人而异。其次，由于请求来自父母中的一方，他或她的期望可能与另一方不同，而另一方可能会试图淡化这些问题。面对高度冲突、只能通过第三方进行沟通的伴侣时，治疗师必须接受这种动态。依附于提出请求一方的偏见动机的风险极高。在安排约见之前，治疗师必须要求与父母中的另一方也取得联系，以确保另一方从一开始就参与其中，从而平衡双方的要求。这在法律层面上也可能是必要的。

在我们的模式中，解决儿童或青少年的问题总是意味着以某种方式让其家庭参与进来，无论其家庭是否完整。儿童或青少年在各种情况下表现出的心身问题和行为问题越来越频繁，因此，教师如果发现自己在课堂上遇到这些困难，会通知家长。随后，通常会开始充满风险的过程。孩子会与家人分离，独自接受观察，通过大量测试接受专家的评估，以得出诊断结果，从而确定其心理状况。孩子的痛苦往往只是一种发育障碍，必须在适当的环境中加以认识和处理；然而这种痛苦却变成了需要治疗的疾病，往往得到药物治疗。这样一来，儿童和青少年就有可能成为"长期病人"，根据所表现出的症状类型，由不同的专业人员进行诊治。

我们的家庭治疗方法（Andolfi, 2017）基于我们的信念，即"儿童存在问题，就是家庭存在问题"。如果孩子陷入困境，整个家庭也会陷入困境。家庭会尽其所能改善情况，但如果困境持续，家庭本身就会变得萎靡不振、"穷困潦倒"，在孩子眼中，家庭的安全形象也会荡然无存（Cummings, Davies, 2010）。从我们的工作中得出的另一个结论是，如果家庭功能失调问题得不到解决，孩子往往会出现症状。对我们来说，帮助有症状的儿童并不意味着仅仅为孩子提供治疗以解决问题，还意味着帮助父母重新发现如何为他们的孩子提供爱、安全感和持续的信任。离婚在各方面都是家庭事务，儿童需要在家里和外面都感到安心，因为在外面他们有可能失去**社会尊严**（Cummings, Davies, 2010）。只要想一想父母离异的孩子在学校里常常受到怎样的待遇就足够了。他们可能是偏见的受害者，有时也会向老师表示他们为父母的无组织和不适当的行为而感到羞愧。即使在离婚的情况下，孩子也希望他的父母重新获得能力。任何治疗师都不应该取代父母的位置。

## 从邀请父母双方到建立共同动机

如果说在所有与孩子的困难有关的治疗请求中，总是存在着把问题委托给专家的情况，那么在离婚的前提下，这种情况就更为严重。我们确信，经历过家庭困境（如敌对性的离婚）的父亲或母亲会怀疑孩子的困难与家庭困境有关。然而，通过与另一方物理上的分离而获得的距离往往是一种保护性距离，伴侣中的一方或双方都无意冒任何风险去破坏这种距离。对于这些家庭的治疗工作具有额外的挑战性，因为首要目标是让整个家庭都有可能被接纳，并激励整个家庭尽可能地合作。面对已经破裂的家庭，即使治疗请求的原因相当令人担忧，家庭也很难愿意发挥自己的作用。如果说在完整的家庭中，孩子的症状会让他们自然而然地参与治疗，那么在离异的家庭中，这往往又是一个分裂的因素：每一方都把需要治疗的责任归咎于功能失调且有过错的另一方。

此外，我们还经常面对父母一方可能提出的理由：既然"家庭已不复存在"，那么作为治疗师就必须对问题负责。因此，即使他们已经离婚，邀请父母双方参加第一次治疗，至少和孩子一起参加，是重申养育责任的重要性及父母对孩子所代表的情感价值的最佳方式。即使是在高度冲突的伴侣中，这一目标也是可以实现的。

建立共同动力是第二个治疗目标，目的是启动家庭的归属过程。伴侣双方固守在冲突中，常常闭门造车。伴侣不知道如何倾听和交流，也不愿意倾听和交流。当存在激烈冲突时，治疗师以善意态度指导人们采取更具功能性的行为可能是不够的。因此，儿童和青少年的参与对于建立治疗的共同动力至关重要。儿童为治疗带来了他的双重能力：一方面是他这个年龄的天然资源，由游戏和创造力组成；另一方面是他作为家庭生活的亲密见证者的角色，这种角色通常类似于"亲职化的儿童"，即照顾自己的父母。从第一次治疗开始，治疗师就会把自己的专业技能与儿童的游戏天性联系起来，以便重构症状，从而使关系能力得以显现。通过游戏，治疗师将帮助儿童说出他一直无法说出口的话，而不是按照父母的期望来表达自己或默默忍受痛苦。孩子的感觉、恐惧和需求会得到表达与关注，孩子可以最后表达对家庭状况的看法。下面是与卡米拉的对话节选。卡米拉是个13岁的孩子，在父亲有了外遇之后，她被叫来参加刚离婚的父母的治疗。

**治疗师：** 你的家庭和白磨坊①广告中的幸福家庭不一样……谁最痛苦？

**卡米拉：** 妈妈……也许我爸爸没有表现出来，因为他总是在笑。

**治疗师：** 如果他不笑，又能做什么呢？

**卡米拉：** （愤怒地对父亲说）你说你不再爱了，这是什么意思？

**治疗师：** 难道你妈妈就不能这样做吗？

**卡米拉：** 不能。

**治疗师：** 妈妈还深爱着父亲吗？

**卡米拉：** 是的。

---

① 白磨坊（Mulino Bianco）是意大利食品生产商百味来（Barilla）旗下的甜点烘焙品牌。——译者注

| 治疗师： | 如何才能与父亲保持良好关系？你认为我们能帮助他们吗？ |
|---|---|
| 卡米拉： | 是的。 |
| 治疗师： | 你也这么认为？你有什么建议呢？他们有什么变化？ |
| 卡米拉： | 他有一些负罪感，至少我希望如此！我觉得他才 10 岁，行为举止像个孩子…… |
| 治疗师： | 他的行为不像个父亲吗？ |
| 卡米拉： | 他对我像父亲，但也像孩子。 |
| 治疗师： | 那么，你认为治疗的目的是什么？是让妈妈也不再爱了，还是…… |
| 卡米拉： | 这也许是件好事…… |
| 治疗师： | 听着，还有一件事，他们会对我们耍什么花招，我们应该小心什么？ |
| 卡米拉： | 嗯……他可能不会说到做到，在这里……他可能会感到羞愧，也许会接受你说的话，但在家里…… |
| 治疗师： | 你妈妈呢？ |
| 卡米拉： | 嗯，她可能又要自欺欺人了！ |
| 治疗师： | 你几岁了？ |
| 卡米拉： | 13 岁，快 14 岁了。 |
| 治疗师： | 你肯定比他大吧？如果你说你父亲 10 岁，实际上他 49 岁，而你比他大 4 岁，那你不就是 53 岁了吗？ |

　　通过促进父母双方对孩子的积极倾听，伴侣双方的冲突可能会迅速减少，从而为儿童症状的转化提供可能。这实际上是关系倒置的表

现形式，即从消极的三角关系（孩子被夹在"两把火"之间）转变为积极的三角关系（孩子有可能成为新沟通渠道的开启者）。治疗系统在轻松、愉快和富有创造性的环境中转变，从而开启了治疗的真正目标，其中代际维度成为改变的主要因素。

## 离婚家庭的治疗过程

在对整个家庭进行第一次治疗后，离婚家庭为孩子寻求帮助的治疗设置可能会有所不同，这取决于与前任伴侣之间关系状况有关的一系列因素。首先必须评估伴侣双方对结束关系所处的心理阶段。如果分居是最近才发生的，而且一方还没有接受事实，那么最好安排子女和每位家长分别接受治疗。在这种情况下，伴侣一方所感受到的"困惑的分离"，子女也会同样感受到，他们会继续对"父母和好"抱有希望。治疗师决定分开进行治疗，无疑更符合子女生活在两个家庭的现实情况。这种代际层面的工作将是治疗的重点，治疗师将祖父母和每个家庭中的重要人物视为宝贵的资源，将两个故事融合到与孩子有关的故事中。

当分居已成定局，且前任伴侣以清晰、明确的方式重新安排了生活时，（即使冲突程度很高）也可以建议进行一次联合会谈。显然，让孩子看到父母双方为了他的利益而共同努力，对孩子来说意义重大：首先是让孩子感觉到自己被爱、被重视，同时也让孩子感觉到即使离婚了，他们仍然是一家人。此外，联合治疗为因离婚而受到创伤的伴侣提供了更为宝贵的发展机会。儿童作为"代际调解人"，可以为治疗师提供很大的助力，帮助伴侣找出各自成长史中的问题。这可以为离婚伴侣建立共同的动力，以解决未完成的事件或未愈合的伤口。伴侣因生活中的损失和失败产生痛苦，通过赋予这些痛苦以意义，让伴侣接受痛苦并成长，从而获得成人意识，认识到他们现在需要为子女完成的发展任务，这对整个家庭的健康都会产生深远的影响。

在这一阶段之后，治疗可以发展为交替进行，为同样重要的巩固治疗打开大门。探讨（离婚）伴侣双方的原生家庭相关的代际议题，回顾他们自己的核心家庭经历的发展变化，同时可能还要处理孩子如何与已经分开的父母分别维持独立且不同的归属关系，即使两个之间相处良好。在每一种情况下，我们都可以说，对离婚伴侣的治疗类似于裁缝的工作，治疗过程就像量体裁衣。治疗师必须根据每个疗程的情况，评估最佳的治疗方向，以便为父母的个人成长开辟或提供治疗机会。无论是在代际层面还是在横向层面，治疗师与伴侣、子女和所有可用资源一起，目标仍然是相同的：追溯家庭发展，分享每个人过去的故事，从而找到赋予现在意义的火花，照亮通往美好未来的道路。

▶ 我不会画他的！

10岁的基娅拉和8岁的西蒙尼是罗塞拉和达尼埃莱的孩子。罗塞拉和达尼埃莱已经分居，五年来一直在打激烈的官司；多年来，孩子们目睹了父母在一起谈话时的激烈争吵。罗塞拉的工作很清闲，独自带着孩子们生活，无法依靠任何帮助。她几乎断绝了与原生家庭的关系，因为她与原生家庭的矛盾很深。在最初的电话中，她告诉我们，她还经常当着孩子们的面发怒，这让她感到害怕。她过去曾寻求过两次个体治疗，但收效甚微。

达尼埃莱因工作原因住在国外，经常周游世界。他在旅行间隙会去父母家看望孩子们，但父母与他的前妻没有任何联系。罗塞拉要求进行家庭治疗，因为西蒙尼的学校说他有学习困难。西蒙尼不听课，做事磨蹭，不完成任何作业。心理测试结果怀疑西蒙尼有认知缺陷。达尼埃莱拒绝了治疗师的治疗邀请，因为他认为治疗没用。罗塞拉同意了，因为她根本不想与前夫见面。不过，达尼埃莱同意我们与孩子的母亲见面，治疗就这样开始了。

当治疗师问基娅拉她会把父亲放在家谱图的哪个位置时，基娅拉说："我不会画他的！"她想这样做，因为她不知道该把父亲画在哪里才不会伤害她的母亲。对于治疗师来说，孩子的忠诚是一个很好的起点，可以通过它向母亲展示她作为女儿的困难，尤其是她放弃了与父亲的基本情感关联。一起绘制家谱图有助于我们和他们认识到，他们属于一个大于核心家庭的大家庭，而我们可以在这个大家庭中寻找资源。这个家庭需要不断提供燃料来支持母亲，不幸的是，这种燃料长期以来只能由孩子提供。在最初的十次治疗中，治疗师轮流与罗塞拉和孩子们进行治疗，或者与罗塞拉进行个体治疗，还有一次与罗塞拉住在另一个城市的姐姐进行治疗。我们从未停止邀请达尼埃莱，通过孩子们的留言来说服他前来。与此同时，罗塞拉也在倾听和反思，这是取得治疗效果的基础。

达尼埃莱终于在第十一次治疗的时候出现了。他们一进门坐下，西蒙尼就走到背板前，用大写字母写道："**甜蜜的自由！**"然后，他开始画画。

治疗师：　（对达尼埃莱说）欢迎，我们非常高兴你能来到这里！

达尼埃莱：　我也非常高来到这里……

| 基娅拉： | 我也很高兴我们终于在一起了！ |
|---|---|
| 治疗师： | （对孩子们说）你们的父亲终于来了，你们告诉他我们邀请了他几次吗？ |
| 达尼埃莱： | （笑着说）他们什么都不会告诉我的！ |
| 治疗师： | （对西蒙尼说）在这里谈话对你来说困难吗？ |
| 西蒙尼： | 没有困难！ |
| 达尼埃莱： | 不，不，他们说在这里很开心。我问他们："你们在那里做什么？你们觉得有用吗？"他们回答说："是的，很有用，因为我们去那里，谈论我们的问题，他们会给我们解决方案！" |
| 治疗师： | 你对此有什么想法？ |
| 达尼埃莱： | 老实说，我有很深的怀疑，因为我们都有问题。我有我的见解，而且，即使我对解决方案持开放态度，也不得不在这里强迫自己，因为我对很多事情都有成见。总之，从理论上讲，我知道我必须敞开心扉，但是，我必须做出有意识的努力。我没有敌意，但这是我的问题，我知道！ |
| 治疗师： | 另一方面你也支持治疗过程！ |
| 达尼埃莱： | 的确！ |
| 治疗师： | （对孩子们说）你们想告诉父亲自己在治疗过程中最重要的时刻吗？ |
| 基娅拉： | 首先，当我们第一天在这里相遇时，我们就成功地建立了关系。我们知道，当在这里时，我们能够保持冷静，可以谈论发生在我们身上的事情，而你在这里不仅仅是倾听，还能给我们…… |

西蒙尼：　　给我们建议！

基娅拉：　　你给我们答复和建议。这让我知道，当我来到这里时，我可以相信你所说的话！

治疗师：　　我们要不要让妈妈谈谈这里发生的事情？

罗塞拉：　　好吧，所有治疗对我来说都很重要，总会有一些东西出来……也许西蒙尼知道并想说些什么……

西蒙尼：　　妈妈自己说吧！

罗塞拉：　　好吧，在我看来这张家谱图挺令人震惊的！

治疗师：　　比如这个……红线是你画的吗，西蒙尼？

罗塞拉：　　这是两条还是只有一条？

西蒙尼：　　只有一条！

罗塞拉：　　那这条是什么？

西蒙尼：　　一条隧道！

基娅拉：　　实际上，他已经画出了一个平面，上面有我们，这就是我们所在的点，这就是我们正在挖的洞……

治疗师：　　你是说地下的隧道？

西蒙尼：　　是的……镐和铲……这些工具代表着……"甜蜜的自由：团队合作才能拥有甜蜜的自由！"

　　西蒙尼对挖掘的象征性提及，以及孩子为保证家庭延续而付出的精力，无疑都是激励父母进行反思的动力，而这些都是父母无法忽视的。孩子们最终也可以向父亲表达他们的爱意，让父亲意识到他们与父亲的关系对于他们的重要性。孩子们还可以表达自己的恐惧。

治疗师：　　（对孩子们说）父亲在这里会让你们情绪激动吗？

基娅拉：　　是的，当爸爸来的时候……

西蒙尼：　　派对时间！

基娅拉：　　是的，现在是派对时间，因为这是美好的时刻，因为爸爸
　　　　　　通常都在很远的地方。所以当他在这里，就会带来快乐，
　　　　　　当他在这里的时候，看到他我就会很高兴！

罗塞拉：　　我能说说我的看法吗？鉴于我们很少在一起，也许最后一
　　　　　　次是去年，我们偶然间一起去学校接孩子，然后……基娅
　　　　　　拉揉了揉眼睛，说的第一句话是："报警，因为现在……"

西蒙尼：　　爸妈要打架了。

罗塞拉：　　他们会互相残杀！

达尼埃莱：　（对前妻说）说谁？我们吗？

罗塞拉：　　当然，说的就是我们！

达尼埃莱：　（对基娅拉说）你这样说的吗？

基娅拉：　　是的。

罗塞拉：　　因此，也许我……嗯，因为我看到他们实际上有点……我
　　　　　　想他们也害怕这样，你看！

达尼埃莱：　（对前妻说）我不明白！

罗塞拉：　　不，也许他们对于会发生什么事感到害怕！

治疗师：　　我不知道，孩子可以告诉我们！（对孩子们说）如果你们
　　　　　　害怕，可以告诉我们！

基娅拉：　　嗯，是的……事实上，我有点害怕，因为比如在这种情况
　　　　　　下……虽然他们现在没有争吵……

西蒙尼：　　因为是在公共场合！

| | |
|---|---|
| **治疗师：** | 那你肯定知道，在私下里就……（大家都笑了。） |
| **基娅拉：** | 在我看来，也许当他们独处时，也许在私下里，他们会有一些分歧，这是我的看法！ |

那些谈论父母的孩子是能观察和倾听父母并预测父母行为的孩子，这往往是许多成年人无法想象的。达尼埃莱和罗塞拉发现自己陷入了可怕的境地。他们不再交流，只通过书面或律师进行联系。

毫无疑问，达尼埃莱有意改变与前妻的关系，因为这直接关系到他作为父亲的品质。他住在国外，远离孩子，他认为如果没有前妻的支持和合作，他就无法如愿见到孩子并抚养孩子长大。

治疗师们对达尼埃莱的期望表示赞同，并建议他和罗塞拉再进行一次单独治疗。达尼埃莱安排好了所有的事务以便参加治疗。这次治疗与其他治疗截然不同，在这次治疗中，双方以务实的方式达成了一项由法院批准的协议，将"离婚官司"转变为"协商离婚"。达尼埃莱慷慨地接纳了双方同意的财务条件，以换取罗塞拉对孩子们的全力支持，包括抚养方面及他们与父亲的见面方式，其中包括罗塞拉同意让孩子们偶尔去达尼埃莱现在居住的国家旅行。治疗结束后的第二天晚上，孩子们在多年后终于可以和爸妈一起吃披萨了。

在前任伴侣之间的冲突方面，家庭治疗可以说是有效地结束了，因为他们找到了新的合作方式。甚至，西蒙尼的症状也消失了，而这些症状正是当初要求治疗的原因。他在学校不再有问题了，事实上，他在部分考试中获得了最高分，这让他的老师非常满意。然而，罗塞拉的不稳定是个大问题。不久前，她切断了与家人的联系，她几乎孤身一人，没有人帮她照看孩子；有时她不得不把孩子单独留在家里，自己去上班。此外，尽管达尼埃莱住得很远，但他还是对妻子经常冲着孩子们发泄怒气的行为感到担心。在接下来的治疗中，治疗师们充分利用了一个偶然的机会。一家人带着悲伤的气氛来到治疗现场，基娅拉立即向我们讲述了罗塞拉前一天晚上在电话中与外婆的激烈争吵，它导致罗塞拉泪流满面。基娅拉说："妈妈的父母对妈妈要求很严格，这对妈妈来说真的很困难！然后妈妈告诉我们，她从小就没人要！"在孩子们的帮助下，治疗师说服罗塞拉带她的父母来参加治疗。后来，只有罗塞拉的母亲来了，但对罗塞拉来说，这是克服一直困扰她的"补偿综合征"的一次基本治疗。这终于让她有机会感受到自己最尖锐、最深刻的痛苦。她深信自己是个没人要的女儿，是父母最瞧不起的女儿，父母认为她这辈子做不了任何好事。在治疗过程中，罗塞拉大喊大叫，喋喋不休地表达她对母亲比安卡的怨恨。然而，正是比安卡的故事让两人和解。当着罗塞拉和她孩子们的面，比安卡告诉大家，女儿认为她的苛刻是她不幸的、必须用来保护自己的盔甲，以应对因自己所做的选择而被家人和丈夫排斥的感受。这些选择中就包括不惜一切代价再生一个女儿罗塞拉。罗塞拉的出生并不在计划内，也没有人想要。对孩子的爱，尤其是对罗塞拉的爱，是她的救赎，如今依然如此。以下是治疗内容的摘录。

**治疗师：** （对比安卡说）比安卡，你今天想在这段关系中实现什么？你能说说吗？这是重要的时刻，你们在一起了！

**比安卡：** 我想让我的家人回来！我想让我的孩子们回到从前！我们

曾经很快乐！现在他们长大了……当孩子们到了想要搬出去的年龄，你很难独自面对这一切。

**治疗师：** 罗塞拉，除了帮助，你还缺少什么？我是指从真实的母亲那儿，而不是理想中的母亲！

**罗塞拉：** （停顿了很长时间）被赞赏！

**治疗师：** （对比安卡说）我之前问过你，你是否曾觉得罗塞拉可以成功？她有什么优点？你能具体地讲一讲吗？你来告诉罗塞拉！

**比安卡：** 罗塞拉有着无比坚强的意志、无穷无尽的牺牲精神和对孩子们惊人的爱！我不知道还能说什么……

**治疗师：** 你已经提到了三件相当重要的事情！这三件事情让我对你的生活有了更多的思考！在我看来，这才是最像你的女儿！

**比安卡：** 当然！当然！正因为如此，不能和她达成一致让我非常难过……（哭泣着）相信我，这对我来说真的很难！

**治疗师：** 我能想象让她觉得自己长大了也很难。在不知不觉中，你可能觉得她还是个小女孩。

**比安卡：** 也许是的……

**治疗师：** 但对于儿子或女儿来说，这也可能是……

**比安卡：** 艰难的。

**治疗师：** 是的，很艰难，因为他（她）觉得自己没有被当作成年人来对待。

**比安卡：** 是的，这是我犯错的地方……我以为她会喜欢被溺爱。但我显然错了……对不起。

有什么更好的办法能达到不失去女儿的目的吗？不让她长大，否定或贬低她的个人进步，不承认她有独立生活的能力，拼命想让时间停止。在接下来的治疗中，罗塞拉的态度截然不同。她告诉我们，上一次治疗后，她在离开时非常烦恼，起初还因为我们没有理解那次治疗的意义而恼怒。但她也告诉我们，过了几天，她的心情发生了变化，她对母亲同意前来的事实进行了反思："这是充满爱的举动，我真的很感激！"她告诉我们，从那天起，比安卡帮忙照顾孩子的时间更多了，担负起了外婆的责任。

## 法院下达的育儿令

在许多高度冲突的分居诉讼中，父母都会聘请律师为其辩护，我们更经常看到法院发布命令，要求父母参加通常由法院强制举办的育儿课程。最终的子女养育令是在专家的家庭报告完成之后下达的，以决定与子女抚养有关的命令。这种命令的影响可能是父母被贴上某种缺陷的标签，或者父母的养育能力被否定或被认为存在问题。在大多数情况下，父母比世界上的任何人都更爱自己的孩子，父母无法照顾孩子往往不是因为他们不想，而是因为他们没有能力。对父母来说，在敌人（前任伴侣）面前承认自己的失败或过错是非常困难的，父母也很难在他们将受到评判的情况下（专家必须对他们作为父母的身份做出"通过"或"不通过"的判断）承认自己的失败或过失，而且裁决将对他们的生活产生重大影响。而对孩子们的爱，或者说对孩子们最大利益的追求，到哪儿去了？我们都知道，在这种情况下，理性的意义不大。

然而，还有其他同样重要的因素必须考虑。法官的命令无疑是出于正当理由而下达的，但却会成为律师手中的工具。当他们的委托人在"为子女利益而采取行动"的愿望和面对自恋攻击时本能的防御性否认之间徘徊时，律师就会利用这些命令来对抗对方。这一过程中的其他参与者是双方各自请来的专家，比如发展心理学家（倾向于优先考虑委托人的意愿，而不是子女的最大利益）。每一方要求的心理报告往往声称另一方可能有人格或心理障碍，以支持他们的观点，即另一方不值得信任或没有能力充分照顾孩子。所有这些都加剧了伴侣之间的裂痕，他们在不知不觉中将自己和自己的生活拱手让给了律师，让自己变得更贫乏。前任伴侣无法事先阅读律师提交的意见书、专家证人报告或社会工作者可能引用的他们不同意或不认可的调查结果。这一过程几乎完全剥夺了他们的发言权，他们只能为自己的律师喝彩。

在中央研究院的临床中心（Clinical Centre of the Accademia），我们遇到过各种各样的这类情况。与我们观点相同的专业人士会将一些伴侣介绍给我们，但更多的是曾经接受过我们治疗并从中受益匪浅的前任伴侣。在这种情况下开展的工作往往很复杂，这不仅是因为伴侣间的冲突程度使事情变得困难，而且还因为所有相关专业人员都没有时间和意愿来进行有效的合作，以便为家庭争取最好的结果。在对这些案例进行治疗时，令我们感到惊讶的是，当我们要求他们放下武器时，前任伴侣往往能够向我们展示他们的人性，谈论他们自己，一起欢笑、一起哭泣。如果我们要求他们这样做，他们会在分享彼此的"关系诊断"时给我们和对方带来惊喜。他们因彼此间的"战争"而备受煎熬和伤害。他们非常需要在生活中重新发现自己，如果有人向他们表明自己对他们感兴趣，他们很容易就会放任自流。也许，在不知不觉中，他们觉得自己的战斗陷入了死胡同。承认他们的感受和能力、重视他们对子女的关注、允许他们的痛苦和恐惧显露出来，我们的努力是让他们最终在另一方身上看到：这是可以依靠的盟友，而非需要消灭的敌人；他们可以合作，成为更好的父母。

▶ 当儿子分家时

吉安卢卡生活在都灵，基娅拉生活在罗马，他们分隔两地。他们四岁的儿子费德里科和母亲住在外祖父母的房子里，外祖父母在基娅拉工作时照顾小孩。吉安卢卡和基娅拉在三年前决定分居，在财务安排上达成了独立协议，并允许吉安卢卡尽可能多地与儿子见面。因此，基娅拉每个月有两个周末和费德里科一起坐火车去都灵，周日晚上再回家。每隔三个周末，吉安卢卡就会去罗马看儿子，然后和基娅拉的父母住在一起。他们还就寒假和暑假达成了协议。

在上述安排实施了大约两年之后，基娅拉突然让她的律师给前夫写了一封信，要求改变前夫与儿子的接触，从而引发了诉讼。除了律师，专家也参与其中。吉安卢卡提出上诉，辩称他有权与儿子共度整整半年的时光，从而对有关共同监护权的法律提出质疑。作为回应，基娅拉的律师提交了一份报告，基娅拉在报告中要求独享对儿子的监护权，理由是她的儿子太小了、不应该离家过夜，更重要的是吉安卢卡患有"精神分裂症和偏执型人格"。

当他们来到我们这里时，距离开始法律诉讼已经过去了一年多，但夫妻俩的战争依然十分激烈。吉安卢卡不会放弃捍卫自己的权利，基娅拉也同样坚持捍卫自己的自由。他们是由我们信任的一位同事介绍的，这位同事是法庭指定的专家之一。父母同意他们进行治疗，法官也将此写入了判决书。然而，我们必须首先评估是否可以帮助他们，以及如何帮助他们，因为他们并不是自愿接受治疗的。

他们分别来参加第一次治疗。他们闷闷不乐、沉默寡言、互相谩骂。在最初的寒暄之后，治疗师立即澄清，她并不想强人所难，而是希望通过这次会面来相互了解，并共同评估是否有再次见面的意愿。

治疗师立刻注意到基娅拉忧伤的眼神。在回顾分居历史时，治疗师问基娅拉，她过去每个月都有两个周末独自待在酒店里等着接儿子回家，并且在每个月的第三个周末让自己的父母接待前夫，这一切持续了长达两年之久，基娅拉想从中得到什么。然后，又是什么让她决定突然不这么做了？

在治疗过程中，治疗师将重点从法律诉讼完全转移到前一时期，即子女抚养安排仍由夫妻双方决定的时期。治疗师会通过代际问题了解夫妻双方的历史，以便对导致夫妻关系结束、进而解除联盟契约的原因形成假设。事实上，在费德里科出生后，他们的感情问题就开始了。费德里科是意外怀孕生下来的。当时吉安卢卡和基娅拉处于异地恋状态，不过夫妻二人接受了这个孩子。后来吉安卢卡换了工作，搬到罗马和基娅拉一起生活。基娅拉讲述了她在怀孕和初为人母期间的一段"神奇岁月"，她突然发现自己变成了家人们关注的焦点。

吉安卢卡是一位工程师，甚至是隐喻意义上的工程师。他是个刻板、程序化、控制欲强、有远见的人，在工作中挑剔到了极点。基娅拉性格开朗，开放而冲动，有时心不在焉。吉安卢卡比较沉默寡言，不善于表露自己的感情，一旦遇到冒犯或伤害他的事情，就会自我封闭。这些都是意大利北部文化中典型的关系模式，但也许更多的是一种情感隔离。基娅拉的家人在表达亲情方面更开放也更投入，而吉安卢卡却认为这是一种纠缠和干涉，他不喜欢这样。除此之外，吉安卢卡的家庭也与众不同。

就这样，两个伴侣之间的隔阂感越来越强烈。在一起生活了短短九个月后，第一次全面危机就爆发了，他们分居了大约一个月，之后又再次尝试同居。与此同时，吉安卢卡在都灵得到了一份很好的工作，他不想放弃这份工作。因此，他建议基娅拉和他一起搬到都灵去，因为基娅拉是自由职业者，她的工作应该不会受到影响。然而，基娅拉觉得自己做不到。最近夫妻之间的危机让她很没有安全感，而且费德里科出生后她与家人的亲密关系对她而言非常重要。吉安卢卡深感悲伤和失望，独自回到都灵，暂时与父母住在一起，并不断寻找新的住处。他并没有直接表现出愤怒，而是以一种潜移默化的方式表达出来，每天都在基娅拉身上播下愧疚的种子，因为是基娅拉"引诱并抛弃了"他。后来的两年里，基娅拉同意让费德里科根据单方面的协议见他的父亲。基娅拉与原生家庭分化的能力有限、界限混乱，她没有其他归属感。她所有的人际关系都是依赖性的，只要这些关系能让她成为关注的焦点。在一段可能并不存在的伴侣关系之后，是一段混乱的分离。

但是，是什么导致她寻求法律诉讼呢？当然，日常的生活压力也是原因之一，不过也许还有其他原因。吉安卢卡对儿子的一举一动都要插手，这对于基娅拉来说是一种羞辱，因为她觉得自己处于从属地位。此外，吉安卢卡在过去的两年中已经不再对基娅拉耿耿于怀，这使得基娅拉将归咎于自己的、导致关系结束的责任转变为一种补偿的需求，她认为自己为这个选择付出了过高的代价。但是，基娅拉还是无法相信自己能够正视这个问题，于是在好友的建议下，她启动了法律诉讼，像她一贯的作风，从一种信任形式变成了另一种。

　　治疗师将基娅拉悲伤的眼神与她的过去联系在一起，让她将对儿子的失落和真正的担忧表达出来。一年多来，吉安卢卡每个月有两个周末到达罗马，和费德里科一起住在旅馆里，为此放弃了熟悉的环境。吉安卢卡的态度极其僵硬，表现在他完全不愿意寻求妥协，并要求制定严格平等的探视计划（这必然会首先伤害到他的儿子）。这都与他深深的失望有关。他觉得自己先是被遗弃，然后又不被承认是个值得信赖的父亲。在第一次治疗中，他们就已经建立了共同的动机，并再次表达了他们过去的育儿能力。

　　治疗师建议将法律搁置一旁，让他们重新回到作为父母的主要角色上，在这个过程中，他们再次恢复对自己和儿子的生活做出健康选择的控制权。他们都接受了这一建议，并再次来到这里，进行了三次治疗。在这三次治疗中，他们设法拉近了彼此的距离，感觉到他们应该相信将他们和儿子团结在一起的共同纽带，而他们的儿子就象征性地出现在房间里（我们用一把白色的小椅子代替儿子）。他们正是在为儿子进行治疗。第四次治疗结束后，他们一起坐基娅拉的车离开。在一起吃完披萨后，她送他去酒店。他们本想再约一次时间，但很遗憾没有实现。

　　与涉及司法分居的伴侣进行治疗的时间总是很短，通常治疗在一次庭审和下一次庭审之间进行。法院的判决和相关专业人员的工作都会产生重要影响，遗憾的是，治疗无法处理这些影响。因此，有时即使在和解之后，情况也会迅速发生变化。出现这种情况时，我们总是很想知道发生了什么。在最后一次治疗后的某个时候，也就是圣诞节前后，治疗师给吉安卢卡和基娅拉写了一封简短的电子邮件，询问他们的最新情况。几天后，治疗师收到了以下回复。

　　您好，医生！

　　感谢您的关心。

　　法律诉讼还在继续，我希望诉讼能朝着最符合费德里科利益的方向发展。

　　祝您和您的家人圣诞快乐！

　　忠心地祝愿。

——基娅拉·罗西

　　晚上好，医生。

　　很高兴收到您的邮件，很高兴您还记得我们。

　　首先，我祝您和家人圣诞快乐，尽管晚了几天，为此我深表歉意。希望你们能接受。

　　去年6月的审判结束了，法院完全接受了指定专家的建议，换句话说，保证费德里科一年中有142天可以和我在一起，但最终的命令还没有下达。尽管如此，费德里科过得很好，这才是最重要的。他生活得很快乐，在我看来是这样的，虽然他的父母分居了，但探视权安排妥当。他很高兴见到我，每次都很乐意来我灵。

　　几个月前，我买了一套带额外卧室的房子。虽然在经济上做出了牺牲，但这让孩子有了玩耍和睡眠的空间。我买下房子后就带孩子看了看，在整个装修过程中也带孩子过来了，这样他就能习惯。

　　为了好玩，我时不时会让孩子帮我干一些小活（为了降低成本，我利用业余时间做了一些装修工作）。

　　我想让孩子觉得这房子也是他的，或者说他觉得这房子是"我们的"而不只是"我的"。不过，我不得不说，孩子从一开始就喜欢这个房子，这让我非常高兴。

祝您2019年一切顺利。

致以诚挚的问候！

——吉安卢卡·比安奇

读到这些邮件，不免有些遗憾。尽管吉安卢卡在探视儿子的问题上接受了有效的妥协，但基娅拉还是没能抵挡住比她强大得多的法律制度力量的影响。尽管如此，我们还是可以说，我们的时间并没有完全浪费。那个具有"精神分裂症和偏执型人格"的父亲看来其实是个慈爱的父亲。

# 参 考 资 料

[1] AHRONS, C.R., (2007), "Family ties after divorce: Long term implications for children". In *Family Process*, 46, 1, pp. 53–65.

[2] AMATO, P.R. (2000), "The consequences of divorce for adults and children". In *Journal of Marriage and Family*, 62, 4, pp. 1269–1287.

[3] AMATO, P.R. (2010), "Research on divorce: Continuing trends and new developments". In *Journal of Marriage and Family*, 72, 3, pp. 650–666.

[4] AMATO, P.R., JAMES, S. (2010), "Divorce in Europe and the United States: Commonalities and differences across nations". In *Family Science*, 1, 1, pp. 2–13.

[5] AMATO, P.R., KANE, J.N. & JAMES, S. (2011), "Reconsidering the good divorce". In *Family Relations*, 60, 5, pp. 511–524.

[6] ANDOLFI, M. (1979), *Family Therapy, an interactional approach*. Plenum Press, New York.

[7] ANDOLFI, M. (1988), "Crisi di coppia e famiglia trigenerazionale". In ANDOLFI, M., ANGELO, C., SACCU.C. *La coppia in crisi*. ITF, Roma.

[8] ANDOLFI, M. (1994), "The child as consultant". In ANDOLFI, M., HABER, R., *Please help me with this family. Using consultant as resources in family therapy*. Brunner-Mazel, New York.

[9] ANDOLFI, M. (1996), "Maschile e femminile nella psicoterapia con la famiglia". In ANDOLFI, M., ANGELO, C., DE NICHILO, M. (eds), *Sentimenti e sistemi*. Raffaello Cortina, Milano.

[10] ANDOLFI, M. (ed) (1999a), *La crisi della coppia*. Raffaello Cortina, Milano.

[11] ANDOLFI, M. (1999b), "La terapia di coppia come processo trasformativo". In

ANDOLFI, M., (ed), *La crisi della coppia*. Raffaello Cortina, Milano.

[ 12 ]　ANDOLFI, M. (2003), *Manuale di psicologia relazionale*. A.P.F., Roma.

[ 13 ]　ANDOLFI, M. (2017), *Multi-generational Family Therapy*. Raffaello Cortina, Milano.

[ 14 ]　ANDOLFI M., ANGELO, C., DE NICHILO, M. (1989), *The myth of Atlas: families and therapeutic stories*. Brunner/Mazel, New York.

[ 15 ]　ANDOLFI, M., ANGELO, C., D'ATENA, P. (2001), *La terapia narrata dalle famiglie*. Raffaello Cortina, Milano.

[ 16 ]　ANDOLFI M., ANGELO C., DE NICHILO, M. (eds) (1996), *Sentimenti e Sistemi*. Raffaello Cortina, Milano.

[ 17 ]　ANDOLFI M., ANGELO, C., SACCU, C. (eds) (1988), *La coppia in crisi*. ITF, Roma.

[ 18 ]　ANDOLFI, M., CIGOLI, V. (eds) (2003), *La famiglia di origine*. Franco Angeli, Milano.

[ 19 ]　ANDOLFI, M., D'ELIA, A. (eds) (2007), *Le perdite e le risorse della famiglia*. Raffaello Cortina, Milano.

[ 20 ]　ANDOLFI, M., FALCUCCI, M., MASCELLANI, A., SANTONA, A., SCIAMPLICOTTI, F. (eds) (2006), *La terapia di coppia in una prospettiva trigenerazionale*. A.P.F., Roma.

[ 21 ]　ANDOLFI, M., FALCUCCI, M. MASCELLANI, A., SANTONA, A. SCIAMPLICOTTI, F. (eds) (2007), *Il bambino come risorsa nella terapia familiare*. A.P.F., Roma.

[ 22 ]　ANDOLFI, M., HABER, R. (1994), *Please help me with this family. Using consultant as resources in family therapy*. Brunner-Mazel, New York.

[ 23 ]　ANDOLFI, M., MASCELLANI, A. (2012), "La psicopatologia della coppia contemporanea". In DONATI, P. (ed), *La relazione di coppia oggi*. Erickson, Trento.

[ 24 ]　ANDOLFI, M., MASCELLANI, A. (2013), *Teen voices. Tales from family therapy*. Wisdom Moon Publishing, San Diego.

[ 25 ]　ANDOLFI, M., MASCELLANI, A., SANTONA, A. (2011), *Il ciclo vitale della coppia mista. Un'altalena tra culture*. Franco Angeli, Milano.

[ 26 ]　ARDITTI, J.A., PROUTY, A.M. (1999), "Change, disengagement and renewal: Relationship dynamics between young adults and their fathers after divorce". In *Journal of Marital and Family Therapy*, 25, 1, pp. 61–81.

[ 27 ]　BAKER, A.J.L. (2007), *Adult children of parental alienation syndrome: breaking the ties that bind*. WW Norton & Co., New York.

[ 28 ]　BARTHOLOMEY K., HOROWITZ L (1991), "Attachment styles among young adults". In *Journal of Personality and Social Psychology*, 61, 2, pp. 226–244.

[ 29 ]　BAUCOM D.H., EPSTEIN, N.B. (1990), *Cognitive-behavioral marital therapy*. Brunner-

Mazel, New York.

[ 30 ] BAUCOM, D.H., EPSTEIN, N.B., KIRBY, J.S. (2015), "Cognitive-Behavioral Couple Therapy". In GURMAN, A.S., LEBOW, J.L., SNYDER, D.K. (2015), *Clinical Handbook of Couple Therapy.* The Guildford Press, New York.

[ 31 ] BERTRANDO, P., TOFFANETTI, D. (2000), *Storia della terapia familiare. Le persone, le idee.* Raffaello Cortina, Milano.

[ 32 ] BODENMANN, G. CHARVOZ, L., BRADBURY, T.N., BERTONI, A., IAFRATE, R., GIULIANI, C., BANSE, R., BEHLING, J. (2006), "Attractors and barriers to divorce: a retrospective study in three European countries". In *Journal of Divorce and Remarriage*, 45, pp. 1–23.

[ 33 ] BOHANNAN, P., (1973), "The six stations of divorce". In LASSWELL, M.E., LASSWELL, T.E. (eds), *Love Marriage and Family: a developmental approach.* Scott & C., Illinois.

[ 34 ] BOSZORMENYI-NAGY, I. FRAMO, J. (1967), *Intensive Family Therapy.* Routledge, New York.

[ 35 ] BOSZORMENYI-NAGY, I., SPARK, G. (1973), *Invisible loyalties.* Harper & Row, New York.

[ 36 ] BOWEN, M. (1978), *Family Therapy in Clinical Practice.* Jason Aronson, New York.

[ 37 ] BOWEN, M. (1979), *Dalla famiglia all'individuo. La differenziazione del sé nel sistema familiare.* Astrolabio, Roma 1979.

[ 38 ] BOWLBY, J. (1977), "The making and breaking of affectional bonds". In *The British Journal of Psychiatry*, 130, 5, pp. 421–431.

[ 39 ] BRADBURY, T.N., KARNEY, B.R., (2004), "Understanding and altering the longitudinal course of marriage". In *Journal of Marriage and Family*, 66, 4, pp. 862–879.

[ 40 ] BYNG-HALL, J. (1995), *Rewriting Family Scripts.* The Guildford Press, New York.

[ 41 ] CAILLÉ, P. (1995), "Les situations bloquées du divorce. Une approche systémique". In *Thérapie familiale*, 16, 4, pp. 351–366.

[ 42 ] CANEVARO, A. (1994), "Terapia familiare trigenerazionale". In ONNIS, L., GALLUZZO, W. (eds), *La terapia relazionale e i suoi contesti.* NIS, Roma.

[ 43 ] CANEVARO, A. (1999), "Nec sine te nec tecum vivere possum". In ANDOLFI, M. (ed), *La coppia in crisi.* Raffaello Cortina, Milano.

[ 44 ] CANEVARO, A. (2009), *Quando volano i cormorani. Terapia individuale sistemica con il*

*coinvolgimento dei familiari significativi*. Borla, Roma.

[45] CARTER, D.K. (2011), *Parenting coordination: a practical guide for family law professionals*. Springer, New York.

[46] CENTRO DI ATENEO STUDI E RICERCHE SULLA FAMIGLIA (2017), *La generatività nei legami familiari e sociali. Scritti in onore di Eugenia Scabini*. Vita e Pensiero, Milano.

[47] CIGOLI, V. (2017), *Clinica del divorzio e della famiglia ricostruita*. Il Mulino, Bologna.

[48] CIGOLI, V., GALIMBERTI, C., MOMBELLI, M. (1988), *Il legame disperante. Il divorzio come dramma di genitori e figli*. Raffaello Cortina, Milano.

[49] CUMMINGS, E.M., DAVIES, P.T. (2010), *Marital Conflict and Children. An emotional Security Perspective*. The Guilford Press, New York.

[50] CUSINATO, M. (1992), *Misteriosa, non magica, la nostra intimità*, Ed. Centro della Famiglia, Treviso.

[51] DATTILIO, F.M. (2010), *Cognitive-Behavioral Therapy with couples and families: A comprehensive guide for clinicians*. The Guildford Press, New York.

[52] DELL'ANTONIO, A. (1992), *Elementi di psicodinamica delle relazioni familiari*. Kappa, Roma.

[53] DICKS, H.V. (1967), *Marital Tension*. Karnac, U.K.

[54] EMERY, R.R. (2004), *The truth about children and divorce: dealing with the emotions so you and your children can thrive*. Viking Books, New York.

[55] FAIRBAIRN, W.R.D. (1954), *Psychoanalytic Studies of Personality*. Tavistock, London.

[56] FEENEY, J.A., NOLLER, P., WARD, C. (1998), "Marital satisfaction and spousal interaction". In STERNBERG, R.J., HOJJAT, M. (eds), *Satisfaction in Close Relationships*. The Guildford Press, New York-London.

[57] FINCHAM, F.D., STANLEY, S.M., BEACH, S.R.H. (2007), "Transformative processes in marriage: an analysis of emerging trends". In *Journal of Marriage and Family*, 69, 2, pp. 275–293.

[58] FIVAZ-DEPEURSINGE, E., CORBOZ-WARNERY, J. (1999), *The primary triangle: a developmental system view of mothers, fathers and infants*. Basic Books, New York.

[59] FRAMO, J.L. (1981), "The integration of marital therapy with sessions with family of origin". In GURMAN, A.S., KNISKERN, D.P. (eds), *Handbook of Family Therapy*. Brunner Mazel, New York.

[60] FRAMO, J.L. (1992), *Family of Origin Therapy: an intergenerational approach*.

Routledge, New York.

[61] FRISBY, B., BOOTH-BUTTERFIELD, M., DILLOW, M., MARTIN, M., WEBER, K., (2012), "Face and resilience in divorce: the impact on emotions, stress, and post-divorce relationships". In *Journal of Social and Personal Relationships*, 29, pp. 715–735.

[62] GARFIELD, R. (2015), *Breaking the male code: unlocking the power of friendship*. Penguin Random House, New York.

[63] GIULIANI, C., BERTONI, A., IAFRATE, R. (2007). "La fine del legame e i suoi motivi: una ricerca su soggetti separati". In *Giornale Italiano di Psicologia*, 4, pp. 909–931.

[64] GOTTMAN, J. (1994), *Why marriages succeed or fail*. Simon & Schuster, New York.

[65] GOTTMAN, J.M., GOTTMAN, J.S. (2015a), "Gottman Method Couple Therapy". In GURMAN, A.S., LEBOW, J.L., SNYDER, D.K. (2015), *Clinical Handbook of Couple Therapy*. The Guilford Press, New York.

[66] GOTTMAN, J.M., GOTTMAN, J.S. (2015b), *10 Principles for doing effective couple therapy*. WW Norton & Co., New York.

[67] GOTTMAN, J.M., LEVENSON, R.W. (2000), "The timing of divorce: Predicting when a couple will divorce over a 14-year period". In *Journal of Marriage and Family*, 62, 3, pp. 737–745.

[68] GOTTMAN, J.M., SILVER, N. (1999), *The seven principles for making marriage work*. Crown Publisher, New York.

[69] GRAY, P. (2012), "In relationships, respect may be even more crucial than love". In *Psychology Today* – https://www.psychologytoday.com.

[70] GREIF, G., HOLTZ DEAL, K. (2012), "The impact of divorce on friendships with couples and individuals". In *Journal of Divorce & Remarriage*, 53, pp. 421–435.

[71] GUERIN, P.J., PENDGAST, E.G. (1976), "Evaluation of family system and genogram". In GUERIN, P.J. (ed), *Family Therapy: Theory and Practice*. Gardner Press, New York.

[72] GURMAN, A.S., LEBOW, J.L., SNYDER, D.K. (2015), *Clinical Handbook of Couple Therapy*. The Guildford Press, New York.

[73] JOHNSON S.M. (2004), *The practice of Emotionally Focused Couple Therapy: Creating connections*. Brunner-Routledge, New York.

[74] JOHNSON, S.M. (2015), "Emotionally Focused Couple Therapy". In GURMAN, A.S., LEBOW, J.L., SNYDER, D.K. *Clinical Handbook of Couple Therapy*. The Guildford Press, New York.

［75］ JOHNSON, S.M., WHIFFEN, V.E. (2003), *Attachment processes in couple and family therapy*. The Guildford Press, New York.

［76］ HALEY, J. (1969), "Towards a theory of pathological systems". In ZUC, G., BOSZORMENYINAGY, R., (eds), *Family Therapy and disturbed families*. Science and Behavior Books, Palo Alto.

［77］ HALEY, J. (1980), *Leaving home: the therapy of disturbed young people*. McGraw Hill, New York.

［78］ HALL, J.H., FINCHAM, F.D. (2006), "Relationship dissolution after infidelity". In FINE, M., HARVEY, J. (eds), *Handbook of divorce and relationship dissolution*. Erlbaum, Hillsdale.

［79］ HAWKINS, A.J., HARRIS, S.M., GALOVAN, A.M., ALLEN S.E. (2017), "What Are They Thinking? A National-Sample Study of Stability and Change in Divorce Ideation". In *Family Process*, 56, 4, pp. 852–868.

［80］ HENDERSON, C.E., HAYSLIP, B., SANDERS, L.M., LOUDON, L. (2009) "Grandmother-grandchild relationship quality predicts psychological adjustment among youth from divorced families". In *Journal of Family Issues*, 30, pp. 1245–1264.

［81］ HETHERINGTON, E.M., KELLY, J. (2003), *For better or for worse: Divorce reconsidered*. Norton, New York.

［82］ HINDE, R.A. (1995), "A suggested structure for a science of relationships". In *Personal Relationships*, 2, pp. 1–15.

［83］ HOFFMAN, L. (1981), *Foundations of family therapy: a conceptual framework for system change*. Basic Books, New York.

［84］ HORNEY, K. (1950), *Neurosis and human growth: the struggle towards self-realization*. WW Norton & Co., New York.

［85］ KEENEY, B.P. (1983), *What is an epistemology of family therapy?* Brunner-Mazel, New York.

［86］ KELLEY, H.H., BERSCHEID, E., CHRISTENSEN, A., HARVEY, J.H., HUSTON, T.L., LEVINGER, G., McCLINTOCK, E., PEPLAU, L.A., PETERSON, D.L. (1983), *Close relationship*. Freeman, New York.

［87］ KING, V. (2003), "The legacy of a grandparent's divorce: Consequences for ties between grandparents and grandchildren". In *Journal of Marriage and Family*, 65, 1, pp. 70–83.

［88］ LAUMANN-BILLINGS, L., EMERY, R.E., (2000), "Distress among young adults from divorced families". In *Journal of Family Psychology*, 14, pp. 671–687.

[ 89 ] LEBOW, J.L., (2015), "Separation and Divorce Issues in Couple Therapy". In GURMAN, A.S., LEBOW, J.L., SNYDER, D.K. *Clinical Handbook of Couple Therapy*. The Guildford Press, New York.

[ 90 ] MARQUARDT, E., (2005), *Between two words: The inner lives of children of divorce*. Crown Publishers, New York.

[ 91 ] McGOLDRICK, M., CARTER, E.A. (1982) "The family life cycle". In WALSH, F. (ed), *Normal family processes*. The Guilford Press, New York.

[ 92 ] McGOLDRICK, M., GERSON, R. (1985), *Genograms in family assessment*. WW Norton & Co., New York.

[ 93 ] McGOLDRICK, M., HEIMAN, M., CARTER, B. (1993), "The changing family life cycle". In WALSH, F. (ed), *Normal family process* (2nd ed). The Guilford Press, New York.

[ 94 ] McHALE, J.P. (2007), *Charting the bumpy road of coparenthood: understanding the challenge of family life*. Zero to Three, Washington DC.

[ 95 ] McKENZIE, K.R., NOWLAN, K.M., DOSS, B.D., CHRISTENSEN, A. (2016), "Integrative Behavioral Couple Therapy: Theoretical background, empirical research, and dissemination". In *Family Process*, Vol. 55, pp. 408–422.

[ 96 ] MIKULINCER, M. (1995), "Attachment style and the mental representation of the Self". In *Journal of personality and social psychology*, 69, pp. 1203–1215.

[ 97 ] MINUCHIN, S. (1974), *Families and family therapy*. Harvard Press.

[ 98 ] MINUCHIN, S. (1998), "Where is the family in narrative therapy?". In *Journal of Marital and Family Therapy*, 24, 4, pp. 397–403.

[ 99 ] MONTAGANO, S., PAZZAGLI, A. (1989), *Il genogramma. Teatro di alchimie familiari*. Franco Angeli, Milano.

[ 100 ] MOSS, B.F., SCHWEBEL, A.I. (1993), "Marriage and romantic relationship. Defining intimacy in romantic relationships". In *Family Relations*, 42, pp. 31–37.

[ 101 ] NAJMAN, J.M., BEHRENS, B.C., ANDERSEN, M., BOR, W., O'CALLAGHAN, M., WILLIAMS, G.M. (1997), "Impact of family type and family quality on child behavior problems: A longitudinal study". *Journal of the American Academy of Child & Adolescent Psychiatry*, 36, 10, pp. 1357–1365.

[ 102 ] PINCUS, L., DARE, C. (1978), *Secrets in the family*. Faber & Faber, London.

[ 103 ] RODRIGUES, A., HALL, J., FINCHAM, F. (2006), "What predicts divorce and

relationship dissolution?". In FINE, M., HARVEY, J. (eds), *Handbook of Divorce and Relationship Dissolution*. Erlbaum, Mahwah, N.J.

[ 104 ] ROUSTANG, F. (2004), "Che fare delle proprie sofferenze?". In *Terapia Familiare*, 76, pp. 5–18.

[ 105 ] RUSZCZYNSKY, S., FISHER, J. (1995), *Intrusiveness and Intimacy in the Couple*. Karnac, London.

[ 106 ] SANTONA, A., ZAVATTINI, G.C. (2007), *La relazione di coppia*. Borla, Roma.

[ 107 ] SATIR, V. (1988), "Il cambiamento nella coppia". In ANDOLFI, M., ANGELO C., SACCU, C. (eds) *La coppia in crisi*. I.T.F., Roma.

[ 108 ] SCABINI, E. (1985), *L'organizzazione della famiglia tra crisi e sviluppo*. Franco Angeli, Milano.

[ 109 ] SCABINI, E., (1995), *Psicologia sociale della famiglia*. Bollati Boringhieri, Torino.

[ 110 ] SCABINI, E., CIGOLI, V. (2000), *Il famigliare*. Raffaello Cortina, Milano.

[ 111 ] SCHNARCH, D.M. (1991), *Constructing the sexual crucible*. WW Norton & Co., New York.

[ 112 ] SCHNARCH, D.M. (1997), *Passionate marriage: Love, sex and intimacy in emotionally committed relationships*. WW Norton & Co., New York.

[ 113 ] SELVINI PALAZZOLI, M., CIRILLO, S., SORRENTINO, A.M. (1988), *I giochi psicotici nella famiglia*. Raffaello Cortina, Milano.

[ 114 ] SOCCORSI, S., LOMBARDI, F., PAGLIA, P.R., (1987), "Capturing Death: Families of children recovering from oncological diseases". In *Family System Medicine*, 5, 2, pp. 191–205.

[ 115 ] SHARFF, D.E., SHARFF, J. (1987), *Object Relations Family Therapy*. Jason Aroson, New York.

[ 116 ] SHARFF, D.E., SHARFF, J. (2003), *Psychoanalytic Couple Therapy: Foundations of Theory and Practice*. Karnac, U.K.

[ 117 ] SHAVER, P.R., MIKULINCER, M. (2002), "Attachment and related psychodynamic". In *Attachment Human Development*, 4, 2, pp. 133–161.

[ 118 ] STERNBERG, R.J., (2004), "A Triangular Theory of Love". In REIS, H.T., RUSBULT, C.E. *Close Relationships*. Psychology Press, New York.

[ 119 ] STERNBERG, R.J., BARNES, M.L. (eds), (1988) *The psychology of love*. Yale University Pr.

[ 120 ] VELLA, G., RUBERTO, A. (1980), "La relazione di malafede". In *Terapia Familiare*, 8,

pp. 7–20.

[ 121 ] WAGNER, M., WEISS, B. (2006), "On the variation of divorce risks in Europe: Findings from a meta-analysis of European longitudinal studies". In *European Sociological Review*, 22, pp. 483–500.

[ 122 ] WALLERSTEIN, J.S., LEWIS, J.M. (2004), "The unexpected legacy of divorce: Report of a 25-year study". In *Psychoanalytic Psychology*, 21, pp. 353–370.

[ 123 ] WALSH, F. (1982) (ed), *Normal Family Processes*. The Guilford Press, New York.

[ 124 ] WALSH, F. (1988), "Coppie sane e coppie disfunzionali: Quale differenza?". In ANDOLFI, M., (ed), *La crisi di coppia*, Raffaello Cortina, Milano (1999).

[ 125 ] WHITAKER, C. (1984), *Il gioco e l'assurdo*. Astrolabio, Roma 1984.

[ 126 ] WHITAKER, C. (1989), *Midnight musings of a family therapist*. WW Norton & Co., New York.

[ 127 ] WILLIAMSON, D.S. (1982), "Personal authority in family experience via termination of the intergenerational hierarchical boundary". In *Journal of Family Therapy*, 8, 3, pp. 309–323.

[ 128 ] WINNICOTT, D.W. (1965), *The family and individual development*. Basic Books, New York.